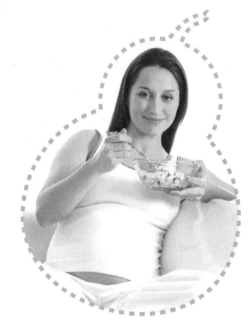

吃对还不够 会吃才健康

孕妈妈这样吃最好

潘小梅◎编著

U0307628

营养不良、体重激增、孕期不适，王郎……

全国百佳图书出版单位

中国中医药出版社

图书在版编目（CIP）数据

孕妈妈这样吃最好/潘小梅编著. --北京：中国中医
药出版社，2013.5

ISBN 978-7-5132-1322-6

Ⅰ．①孕… Ⅱ．①潘… Ⅲ．①妊娠期－饮食营养学－
基本知识 Ⅳ.①R153.1

中国版本图书馆CIP数据核字（2013）第019836号

孕 妈 妈 这 样 吃 最 好

中国中医药出版社出版

北京市朝阳区北三环东路28号易亨大厦16层

邮政编码 100013

传真 010 64405750

山东鸿杰印务集团有限公司

各地新华书店经销

*

开本 720×960 1/16 印张 16 字数 270 千字

2013年5月第1版 2013年8月第2次印刷

书 号 ISBN 978-7-5132-1322-6

*

定价 26.80元

网址 www.cptcm.com

社长热线 010 64405720

购书热线 010 64065415 010 64065413

书店网址 csln.net/qksd/

官方微博 http：//e.weibo.com/cptcm

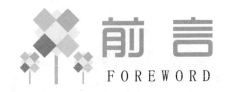

前言
FOREWORD

　　怀孕是女性一生中最重大的事情之一，怀孕女性的健康状况及心理状态，对未来宝宝的影响非常深远。因此，每一位孕妈妈不仅要了解在怀孕期间怎样照顾自己，怎样来摄取食物，而且从怀孕前就要重视自己的生活和饮食。

　　本书详细介绍了怀孕前的饮食生活须知，以及孕期不同阶段不同月份孕妈妈、胎宝宝的各种生理变化，并根据这些变化，指导孕妈妈通过合理的饮食结构和采取具体方法来解决将会遇到的各种问题，以保证孕妈妈的健康和宝宝的健康。本书还特别介绍了孕期饮食生活中的宜忌，以帮助孕妈妈趋利避害。

　　本书饮食指导方面的编写参考了国内外营养学方面的优秀经验，并结合我国生活饮食的具体情况，制定出适合孕妈妈自身的营养食谱，原料易得，制作方法简便。需要说明的是，尽管孕期的每一阶段都有不同的营养要求，但我们在选编食谱时已经根据营养学原则进行了合理搭配，所以各个阶段的食谱也可以适当调换使用。

　　本书在健康保健方面的指导详尽而实用，非常贴合孕妈妈的需要，可谓是集孕妈妈之所需。还特别要告诉准爸爸，孕育健康聪明的宝宝可不是孕妈妈一个人的事，你也需要积极行动起来，共同为宝宝未来的健康而努力。

　　总之，本书内容科学而丰富，针对性、指导性强，非常适合广大准爸爸、孕妈妈阅读使用。我们相信通过阅读本书一定会对即将成为爸爸妈妈的读者起到有益的帮助。

潘小梅

2013年5月

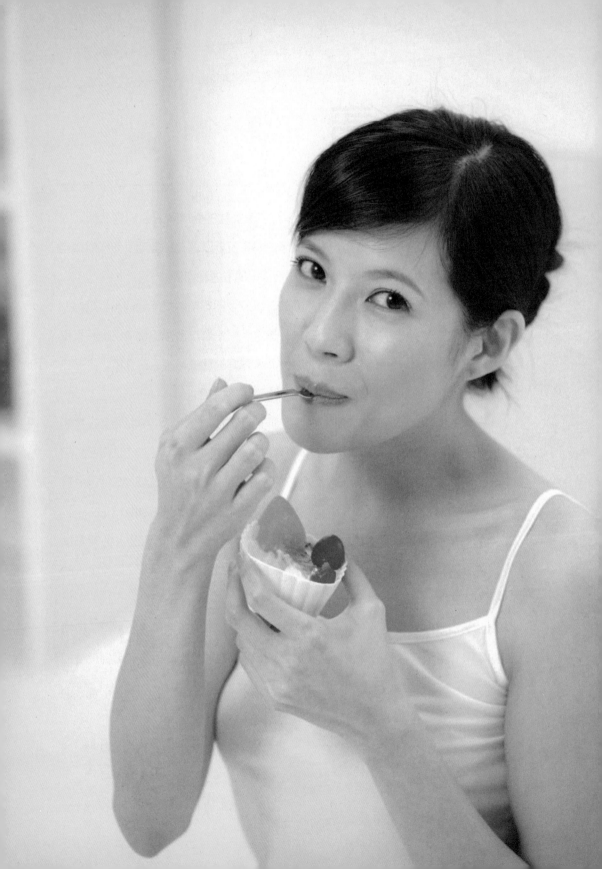

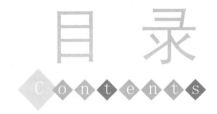

目 录
Contents

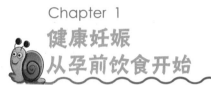

Chapter 1
健康妊娠
从孕前饮食开始

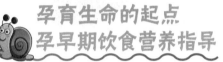

Chapter 2
孕育生命的起点
孕早期饮食营养指导

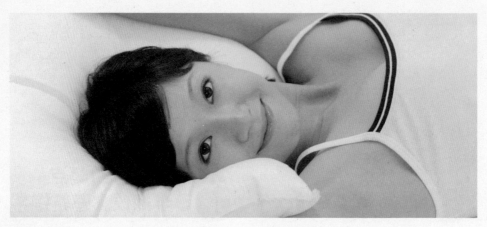

Chapter 3

孕育工程进行时
孕中期饮食营养指导

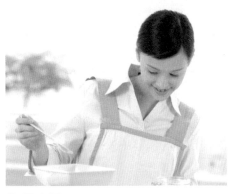

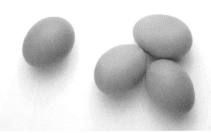

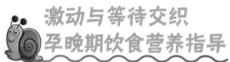

Chapter 4
激动与等待交织
孕晚期饮食营养指导

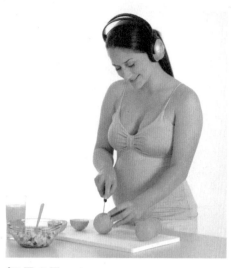

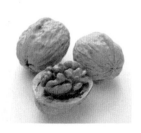

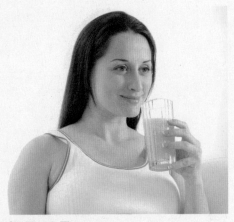

怀孕10月
时刻准备奔向新世界……159

Chapter 5
孕期不适
饮食调配帮大忙

不同体质的孕期饮食调配 176

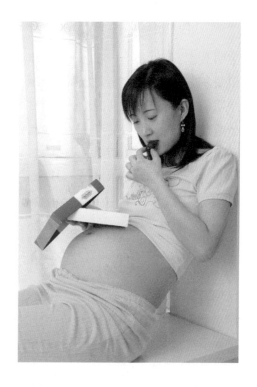

Chapter 6
轻松掌控
孕期健康红绿灯

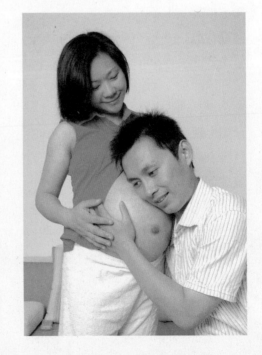

Chapter 1

健康妊娠
从孕前饮食开始

　　孕产专家调查研究发现，孕妈妈的体重往往与新生儿的体重有着密切的关系，出生时体重偏轻的宝宝，孕妈妈的体重往往偏低或者孕后体重增加过少。出生时体重偏重的宝宝，孕妈妈的体重往往偏高或者孕后体重增加过多。宝宝体重大小与孕妈妈孕前的饮食合理不合理有很大的关系。因此，对于孕妈妈来说，想生育一个健康的胖宝宝，孕前的均衡饮食是相当重要的，因为这是保证妈妈身体健康的关键。

Q1 孕前的营养饮食原则是什么

对于女性朋友来说，不但要注重怀孕后的饮食，而且还要注意孕前期的饮食，因为这是保证生育一个健康宝宝的前提。下面我们来分两方面具体分析：

孕前营养饮食的基本原则

打造合理的膳食结构

随着人们生活水平的提高，越来越多的夫妻更加关注怎样科学地生育一个健康的宝宝，同时又能保护好孕妈妈的身体。

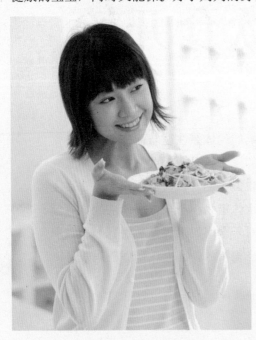

首先我们来说说，什么是健康？相信很多人都能举出许多健康的表现特征，但想要给健康下个定义，还真不容易。所谓健康就是受人体遗传结构控制的代谢方式与人体的周围环境保持平衡。从这里可以看出，遗传与健康关系密切。其实，遗传是健康的基础，未来宝宝的遗传素质，就是双亲遗传给宝宝在体格上和智力上各种遗传性状的总和。

宝宝的成长是从受精卵开始的，发育过程中自始至终贯穿着遗传与环境的相互作用。遗传是体格生长、智力发育的内因，卵细胞在受精时，是由夫妻双方的基因组合而成的，赋予了下一代生长发育的潜力，而环境因素，如营养和疾病等都是外因。富裕的环境，尤其是丰富的营养，可使这一代传递给下一代的生长发育潜力得以充分的发挥。因而，孕前补充一些对妊娠有益的营养素，是不能忽视的。对有些孕妈妈存在的特殊营养问题或疾病如贫血等，应在孕前进行检查和诊断，针对所缺乏的物质和营养加以补充，待恢复或治愈后再考虑怀孕。对绝大多数夫妇而言，一般建议可以在孕前3个月起，做好合理营养、身心愉快、养精蓄锐和增强体质。

　　夫妻双方可在计划怀孕前可根据自身和气候等具体情况，科学合理安排好每一餐。多吃水果，滋养身体，同时补充更多的养分，多运动，塑造一个健康的体魄。经过几个月的饮食调理，夫妻双方体内储存了充足的营养，就会为优生打下良好的物质基础。

🌸 建立金字塔式的营养结构

　　第一层（塔底）是粮食，你要吃得最多。

　　第二层是蔬菜和水果，所占的食物份额排在第二。

　　第三层是蛋、肉、豆和奶，不能多吃，但一定要吃，只是所占的食物份额少些。

　　第四层（塔顶）是油脂和糖，要吃得最少。

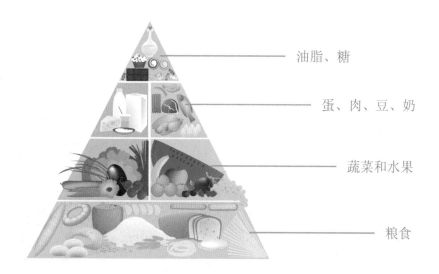

油脂、糖

蛋、肉、豆、奶

蔬菜和水果

粮食

�֍ 个性饮食，确保主要元素的摄取

1 要保证热能的充足供给。在每天供给正常需要的2200千卡的基础上，增加400千卡，除满足孕妈妈正常生理需要外，也为受孕积蓄一部分能量，这样才能"精强卵壮"，为受孕和优生创造必要条件。

2 要保证充足优质蛋白质的供给。夫妻双方应每天在饮食中摄取优质蛋白质40～60克，保证受精卵的正常发育。

3 脂肪是机体热能的主要来源，其所含脂肪酸是构成机体细胞组织不可缺少的物质，增加优质脂肪的摄入对怀孕有益。

4 充足的无机盐和微量元素，钙、铁、锌、铜等是构成骨骼、制造血液、提高智力、维持体内代谢平衡的重要元素。虽是微量，但它们的作用举足轻重。

5 维生素有助于精子、卵子及受精卵的发育与成长，但是过量的维生素，如脂溶性维生素过量会对身体有害，因此建议夫妻双方多从食物中摄取，慎重补充维生素制剂。

✤ 养成良好的饮食习惯，避免食用污染食物

不同的食物营养成分不同，含量也不等。平时饮食要杂，不偏食，不挑食，养成好的饮食习惯。

准爸爸、孕妈妈在孕前的日常生活中应当重视饮食卫生，防止食物污染。尽量选用新鲜的天然食品，避免服用含食品添加剂、色素、防腐剂物质的食品；蔬菜、水果可在水中泡一泡，用洗洁精清洗，以避免残留农药的污染；尽量饮用白开水，避免饮用各种咖啡、饮料、果汁等饮品。餐具尽量使用铁锅或不锈钢的，避免使用铝制品及彩色搪瓷制品，以防止铝元素、铅元素等对人体细胞的伤害。

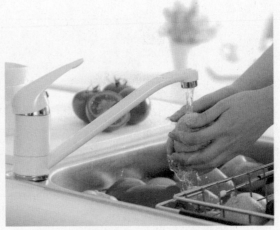

类型不同的孕妈妈饮食基本原则

 普通型孕妈妈

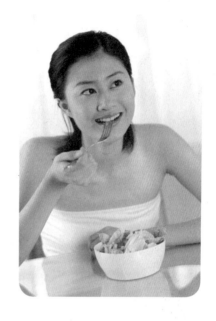

通常，这种类型的孕妈妈什么食物都可以吃，不过，为了让宝宝出生后更加健康，精力充沛，机智敏捷，孕妈妈还是需要注意几方面的情况：

（1）用餐时忌大笑或伤心，避免边吃边想工作上的事，做到心情畅快。

（2）避免吃辛辣的食物，若身体疲惫，没胃口，可以少量吃一点。

（3）平时喝点果汁。

（4）坚持早好、午饱、晚少的饮食原则。

特别提示

对于生冷的食物，普通型孕妈妈最好也要少吃。因为生冷的食物对怀孕的妈妈来说是不宜的。

 肥胖型孕妈妈

有的孕妈妈因遗传因素，天生就会发胖；有的孕妈妈胃口好，平时很能吃；也有的孕妈妈因家庭条件优越而发胖的。不管什么原因，肥胖型孕妈妈若想怀上一个聪明可爱的小宝宝也是可以的。不过，需要改善肥胖状况。

（1）避免大吃大喝。虽然胃口好，还能吃，但也要控制好。因为身体内的营养过量，其营养会储存在体内，越积越多，给身体带来沉重的负担。

（2）适当吃一些通便的食物。通便的食物，可使体内的废物排出体外。

（3）少吃甚至不吃糖。糖会让身体长得更加胖。

1.应少吃的食物

油腻食物：油炸食物、肥肉、奶油、放过多油的菜等。

2.宜避免吃的食物

甜食：糖类、点心类。

烤制品：烤土司、锅巴、烤鱼、烤肉等。

辛辣食物：姜、葱、辣椒、胡椒、咖哩等。

其他：火腿肉、腊肠等。

注：孕妈妈可多吃蒸菜，既营养，又能减肥。

上班族

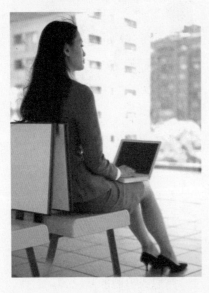

现在的社会竞争越来越激烈，工作压力大，极易让上班族产生精神紧张，情绪不稳，日常生活无规律的现象，导致肠道消化不良，肚子里总是感觉饱饱的。影响生理系统，使卵子的质量下降。

上班族女性在快餐店、餐厅等就餐的机会多，而这些地方的饭菜高油、高盐、高糖，造成人体摄入的脂肪量增加、维生素减少、排毒系统功能减弱等，引发身体机能的不协调，最终使性腺激素分泌失调。若时间久了很容易造成排卵失调。

如果你是计划怀孕的上班族，那么在日常饮食上，就要多多注意了：

（1）养成良好的饮食规律，到点吃饭；多吃一些易消化、营养价值相对高的食物。

（2）均衡摄取五大类营养，即碳水化合物、脂肪、蛋白质、微量元素、维生素。另外，补充一些营养素，如叶酸，它有助于胎宝宝神经系统的发育。

（3）尽量少吃腌渍的食物，如酱瓜、臭豆腐等。这些腌渍食物会增加肝脏负担。

（4）避免食用高盐、高油、辛辣的食物。如一些含糖量较高的食物，在孕前最好也尽量少吃，以避免发展成糖尿病。

（5）避免冷热食混合着吃。

特别提示

> 助孕食物：童子鸡、鹿鞭、益母草、当归、枸杞子、鸡肝、菟丝子、鹌鹑、虾、肉苁蓉、鹿筋、灵芝、熟地黄、白木耳、鹿角、蛤蚧、红参、黄花、茯苓等。
>
> 忌食：生冷、酸性、辛辣、刺激性食物等。

❋ 不易受孕型

不易受孕的因素有很多种，比如年龄偏大、准爸爸或孕妈妈吸烟、准爸爸或孕妈妈时常接触含有重金属的物品等，这些都会让准爸爸孕妈妈们在计划怀宝宝时烦心。那怎么办呢，除了看医生外，千万别忘了饮食的作用。饮食调配合理会让你获得意想不到的效果，令你怀上一个聪明伶俐、活泼可爱的小宝宝。

特别提示

> 无论是在怀孕前还是在怀孕后，都不能靠营养药和补养剂来补充营养，食物是最主要的营养来源。

贴心小语

> 建议夫妻双方每天摄入畜肉150～200克，鸡蛋1～2个，豆制品50～150克，蔬菜500克，水果100～150克，主食400～600克，植物油40～50克，硬果类食物20～50克，牛奶500毫升。

Q2 现代营养学对孕妈妈的饮食要求

孕妈妈是特殊人群，对某些营养素有特别的需求。但这些需求首先是由各种天然食物来提供的，只有少量不能正常摄入的营养素，或者食物不能满足生理的需要量时，才能在医生或营养师的指导下考虑借助强化营养素的保健品。为了满足母子身体所需的营养，孕妈妈的饮食要根据现代营养学的要求来精心安排。

根据现代营养学，孕妈妈早、中、晚三期饮食基本要求是：

孕早期

孕早期孕妈妈对叶酸的需求量大大增加，蛋白质每天增加摄入量5克。而其他营养素的需求和平时没有区别，这时只需每天保证新鲜的绿叶蔬菜，每周2次动物肝、肾的摄入，就可以保证叶酸的充足供应。另外，吃些富含蛋白质的食物即可。

孕中期和孕晚期

能量　每天需要比平时增加200至300千卡的能量，约为50克碳水化合物，或蛋白质50克，或脂肪22克。这些能量只不过是一碗米饭的能量，要分散到一日三餐、两顿点心中，所以根本感觉不到自己比平时多吃了什么，而是吃的食物杂了一些。

钙　孕中期每天需钙1000毫克，到孕晚期需钙1500毫克。除每天保证2大杯奶，还要适当运动和晒太阳。

铁　孕中期每日摄入25毫克铁，孕晚期每日摄入35毫克铁。一旦怀孕，易出现缺铁性贫血，应每周吃2次动物血或动物内脏补充铁质。红色肉类含铁和锌，每天应适当吃些，量不用很多，半块大排、两口肉丝即可。

蛋白质　孕中期每天增加摄入量为15克，孕晚期每天增加摄入量为20克，尽可能保证优质的动物和豆类蛋白质的摄入量占蛋白质总摄入量的1/3以上。鱼虾含大量蛋白质，每餐手掌大一块鱼或5～6只虾就足够了。

维生素

维生素A　非孕妇每日摄入量为700微克，怀孕早期摄入量较孕前每日增加100微克；从孕中期起，摄入量较孕前每日增加200微克，即为900微克。膳食上维生素A补充剂每日最高摄入量不超过3000微克。

维生素B_1　非孕妇每日膳食维生素B_1的推荐摄入量为1.3毫克，孕妇为1.5毫克。

维生素B_6　非孕妇每日维生素B_6推荐摄入量为1.2毫克，孕妇每日摄入量为1.9毫克。

维生素B_{12}　每日摄入量为2.6微克。

维生素C　非孕妇每日100毫克，孕期每日摄入量为130毫克。

维生素D　每日摄入量为10微克。

叶酸　非孕妇每日需摄入400微克，孕妇每日摄入量为600微克。

锌　孕中晚期每日需16.5毫克。

碘　孕中期和晚期的摄入时增至每日200微克。

膳食纤维　下午点心可以喝杯酸奶。每餐的主食可部分选择粗粮杂粮。除了可以摄入B族维生素外，还可以增加膳食纤维的摄入，增加肠蠕动，保证大便通畅。

不饱和脂肪酸　适当增加一些坚果类食物，补充多不饱和脂肪酸，有利于胎儿脑细胞的发育。

贴心小语

　　根据现代营养学对孕妈妈饮食的基本要求，食物烹调方法应以蒸焖煮煨为主，避免油炸、熏烤、腌制。

Q3 孕前营养不良对胎儿不利

很多孕妈妈对孕前的营养知识知之甚少，更不用说重视程度有多高了。据了解，有相当一部分孕妈妈的怀孕不是有计划的，而是顺其自然，更有甚者是意外怀孕。即便是做了计划的孕妈妈，也很少有人懂得孕前的营养有多么重要。这里有一个重要误区告诉大家：许多人认为怀孕后才需要补充营养，认为此时的胎儿才开始从母体吸收营养。这种看法是不正确的，我们在前面已经讲过，胎儿在胚胎期所需要的营养是直接从子宫内膜储存的养料中获取的，而这里储存的养料是在孕前积淀下来的。不仅如此，前3个月胎儿的各个重要器官，如心、肝、肾、肠和胃等都要分化完毕，并形成雏形，大脑也在急剧发育。因此，在这一关键时期，胎儿必须从母体那里获得足够而齐全的营养，这些营养一部分需要孕妈妈在孕前体内有所储备，否则将会供应不足。可是，此时的孕妈妈容易发生妊娠反应，出现恶心、呕吐、不想进食等，从而影响充足营养的摄取，如果孕前妇女营养不足，体内无充足的营养储备，胎儿不能从母体中摄取足够的营养物质，就会影响胎儿早期发育。

由此可见，孕前营养对胎儿是多么重要！

孕前营养不良到底会对胎儿造成哪些不利呢？

● 孕前营养不良的孕妈妈，在怀孕后乳腺也可能会发育不良，产后分泌乳汁不足，同时还会影响新生儿的喂养。

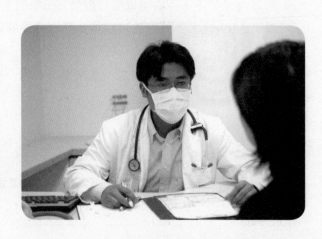

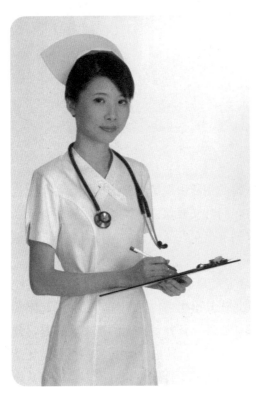

● 研究发现，孕妈妈孕前体重与胎儿的出生体重有关。许多出生体重低的婴儿，往往是母亲孕前体重较低，或孕后体重增加较少有关。有的妇女生出巨大婴儿，这常与孕前或孕后营养不合理有关。因此，孕前营养非常重要。

● 孕前营养良好，宝宝的患病率及死亡率也低，甚至对儿童学龄期的智力都会产生较好的影响。

● 造成胎儿弱视，严重的会导致胎儿畸形。胎儿缺乏营养，就像发芽后的种子缺乏养料一样不能正常发育成长。因此，准爸爸和孕妈妈要引起足够的重视。

● 营养不良会阻碍组织的生长发育，也可能影响以后的组织结构和功能，尽管器官或组织的外形正常，但细胞数和大小、组织的化学反应都有改变。如骨骼早期的钙化程度将与以后发生的骨质疏松症有关。

● 优生科学家在实验中发现，如果胚胎期营养不良，则脑细胞的数量只有优秀儿脑细胞数量的82%，而且胎儿期如果营养不良，即使出生后营养得到改善，智力仍然难以恢复。因此，计划怀孕的孕妈妈饮食上要注意荤素搭配、粗细结合、饥饱适度、不偏食、不挑食，并根据个人活动量、体质及孕前体重决定摄入量和饮食重点。

贴心小语

同体质的孕妈妈，由于个体之间的差异，在孕前营养补充的饮食调理、开始时间、营养内容、加量多少等问题上，可因人而异。 不同体质的孕妈妈需根据自身体质状况有意识地加强补充某类食物。

Q4 为什么说孕期饮食调理很重要

　　自从女性多了"妈妈"的头衔后，她的生活出现了全新的变化，心理上也有了变化，那就是生育一个健康的宝宝，同时又要保证孕妈妈身心还要健康。那么，孕妈妈怎样才能生一个聪明健康的宝宝呢？又该如何保持自己身心的健康呢？

　　当前，许多人都重视家庭教育，给宝宝开展早教，以便宝宝能赢在起跑线上。这种观点就是认为宝宝的起跑线是在其出生后。殊不知，真正的起跑线是在孕前。孕妈妈在孕前就要做好生理、心理、营养等方面的准备。但是，营养专家研究表明，即使孕前营养得到充分保证，起跑线上跑得快跑得好，还是不够的。就是说，如果孕妈妈在孕期的饮食调理不合理，有时不但不能保持原有的速度，说不定还会落后。所以，我们还要重视孕期的饮食调理工作，让孕妈妈在摄入合理均衡的营养、强化补充重要的营养物质的同时，避免食物中污染物及有害物的摄入，保证妈妈、宝宝都能健康顺利地度过40周。

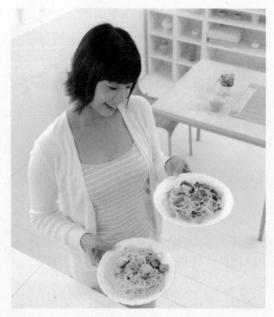

　　孕妈妈如果在孕期能有意识地调理好饮食，会对腹中胎儿的生长发育起到意想不到的作用，精巧科学地调配饮食，能帮助孕妈妈扬长避短，摆脱缺憾，帮助孕妈妈生出一个称心如意的漂亮宝贝。

✿ 改善偏黑的肤色，让宝宝更白皙

有的夫妻肤色偏黑，害怕生出的宝宝也很黑。那么孕妈妈可以多吃一些富含维生素C的食物。因为维生素C对皮肤黑色素的生成有干扰作用，从而可以减少黑色素的沉淀，日后生下的婴儿皮肤会白嫩细腻。

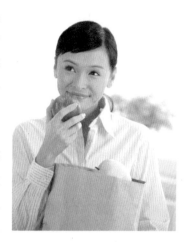

富含维生素C的食物有番茄、葡萄、柑橘、菜花、冬瓜、洋葱、大蒜、苹果、刺梨、鲜枣等蔬菜和水果，其中尤以苹果为最佳。苹果富含维生素和苹果酸，常吃能增加血色素，不仅能使皮肤变得细白红嫩，更对贫血的妇女有极好的补益功效，是孕妇和育儿的首选水果。

✿ 告别粗糙的肤质，让宝宝拥有良好的视力

如果夫妻皮肤粗糙，视力不佳或患有近视，孕妈妈在孕期可常食用富含维生素A的食物。这类食物如动物的肝脏、蛋黄、牛奶、胡萝卜、鱼肝油、番茄以及绿色蔬菜、水果、干果和植物油等。其中尤以鸡肝含维生素A为最多，胡萝卜还可以促进血色素的增加，从而提高血液的浓度，是常用的补血养血佳品。

✿ 促进骨骼发育，让宝宝长得更高

如果夫妻双方不高，但不想宝宝也像自己一样矮，那么孕妈妈在孕期可吃些富含维生素D的食物。维生素D可以促进骨骼发育，有利于增高，这种效果尤其对于胎儿、婴儿最为明显。此类食品有虾皮、蛋黄、动物肝脏及蔬菜。

✿ 益脑、补脑、健脑，让宝宝更聪明

所有的爸爸妈妈都想全面提高宝宝的智力，那么可以让孕妈妈在孕期多吃些含碘丰富的食物，比如海带等海产品，用以满足胎儿对碘的需要，促进胎儿甲状腺的合成，有利于胎儿大脑的良好发育。这类食品中尤以海带为最佳，海带含有丰富的蛋白质、脂肪酸和钙、铁等微量元素。食用海带不仅可以补碘，还可以促进人体新陈代谢、提高机体抗感染能力，起到补脑健脑的作用。

❈ 孕妈妈在孕期不重视饮食调理的不良后果

孕妈妈如果在孕期不重视饮食的调理，不仅没有获得上述讲到的益处，还会带来很多不良后果：

● 影响孕妈妈的健康和胎儿的正常发育，甚至导致胎儿畸形。

● 孕妈妈在孕期出现水肿是一种很普遍的现象，但饮食结构不合理，一般性水肿不但不能自行缓解，还有可能加重，也会使原本较重的水肿不得不住院治疗，这对胎儿的发育是很不利的。

● 从孕4月起，食物通过孕妈妈胃肠道的时间明显延长，并且通过时间常受血中激素的调控。由于怀孕后血中孕酮增加近80倍，通过延长时间，致使胃肠道蠕动慢，自然容易发生便秘。若此时孕妈妈饮食不合理，便秘将会加重，影响孕妈妈正常育儿。

● 随着孕周的增加，孕妈妈的血液容量也相应增加，血液相对稀释，而胎儿在母体内生长发育对铁的需要量增加，孕妈妈的铁供应相对不足。若不进行饮食调理易导致孕妈妈患缺铁性贫血而出现面色不佳、抽搐，持续贫血会引起胎儿早产。

● 饮食习惯的改变，也会影响孕期睡眠的质量。有些孕妈妈喜爱油炸食品、咖啡等，这会使体内的激素分泌失常，造成很多身体不适的症状，导致孕妈妈失眠。在孕期要尽量避免食用引起压力的食品，改变饮食习惯，科学调理饮食。

总之，要给予孕期饮食调理足够的重视，并不是把有营养的食物吃下去就可以，而是要在"调理"上下功夫。

贴心小语

(1) 每日最好进食3餐，间隔不要过长。

(2) 有的孕妈妈因妊娠反应整天吃饼干、巧克力等甜食，身体发胖，但实际上未得到合适的营养。

(3) 如果胃口不好，要吃得精，多吃蛋白质含量丰富的食物及新鲜水果、蔬菜等。

(4) 如果食欲好，总有饥饿感，两餐间可加1个煮鸡蛋。不要吃糖果、糕点，以免破坏膳食平衡。

(5) 要养成不偏食的习惯，避免进食油腻、难以消化的食物；不要吃过精或过辛辣食品；不宜吃不新鲜的野味、海味，以免引起不良反应。

Q5 孕前饮食调养该从何时开始

孕前营养状况良好，胎儿出生后的体重达标，健康活泼，围生期很少生病，甚至对孩子的智力都会产生良好的影响。不同体质的夫妻，由于个体之间的差异，在孕前营养补充、饮食调理、开始时间、营养内容、用量多少等问题上，可因人而异。

体质营养状况一般的夫妻，孕前3个月至半年，开始饮食调理，每天要摄入足够量的优质蛋白、维生素、矿物质、微量元素和适量脂肪。

身体瘦弱、营养状况较差的，最好在计划怀孕前1年左右就应注意。除上述的营养内容要足够外，还应注意营养要全面，不偏食、不挑食，搭配要合理，讲究烹调技术，还要多注意调换口味，要循序渐进，不可急于求成，孕前营养达到较佳状态即可。

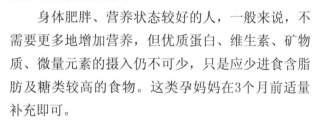

身体肥胖、营养状态较好的人，一般来说，不需要更多地增加营养，但优质蛋白、维生素、矿物质、微量元素的摄入仍不可少，只是应少进食含脂肪及糖类较高的食物。这类孕妈妈在3个月前适量补充即可。

总之，均衡饮食，合理加强必要的营养，不仅能提高孕育宝宝的概率，而且还能提高孕育健康宝宝的概率。孕前的营养供给方案应参照平衡膳食的原则，结合受孕的生理需求进行饮食安排。

贴心小语

如果孕妈妈身体羸弱可以在孕1个月就开始滋补。

Q6 孕妈妈需要的营养素在哪里

　　孕妈妈在孕期所需要的营养素是多种多样的，以下食物基本包含了孕妈妈所需要的营养素：

碳水化合物	富含碳水化合物的食物有稻米、玉米、小麦、土豆、山药和其他各类食品及多种根茎类作物如薯类、多种豆类、水果、蔬菜和糖。
优质蛋白质	瘦猪肉、牛肉、鸡蛋、鱼肉、鸡肉、奶酪、内脏。
脂肪酸	植物油、鱼油、牛奶、奶粉、鸡蛋。
维生素A（胡萝卜素）	牛奶、奶酪、蛋黄、鱼、动物肝、绿色或黄色蔬菜、水果。
维生素B_1	糙米、全麦粉、花生、胡桃、腰果、瘦猪肉、发酵酵母、小麦胚芽。
维生素B_2	全麦谷物、牛奶、奶酪、绿色蔬菜、鸡蛋、发酵酵母、小麦胚芽、蘑菇。
维生素B_3	全麦谷物、小麦胚芽、动物内脏、绿色蔬菜、鱼、鸡蛋、花生、发酵酵母。
维生素B_5	全麦谷物、动物内脏、鸡蛋、花生、奶酪。
维生素B_6	全麦谷物、小麦胚芽、动物内脏、蘑菇、大豆制品、发酵酵母。
维生素B_{12}	肉、动物内脏、鱼、牛奶、鸡蛋。
叶酸	新鲜叶菜、豌豆、大豆制品、橘子、香蕉、胡桃。
维生素C	橘子、橙、柚子、枣、葡萄干、青瓜。
维生素D	鱼、蛋黄、黄油。
维生素E	小麦胚芽、动物内脏、蛋黄、花生、植物油。

钙	牛奶（奶粉）、酸牛奶、带骨小鱼、腰骨、葵花子、虾皮、大豆制品。
铁	动物血、肝、肾、牛肉、蛋黄。
锌	全麦粉、动物内脏、洋葱、牡蛎、瘦肉、海产品。
碘	海带、紫菜、海产品、碘盐。
磷	口蘑、南瓜子仁、金针菇、丁香鱼、鸡蛋黄、西瓜子、蛏干、奶豆腐、猪脑、酸奶酪、海米、松子、葵花籽仁、虾皮、胡麻子、羊肉。
硒	魔芋、鱼籽酱、鱿鱼、海参、蛏干、淡菜、鳖、猪肾、黑鱼、松蘑、鲫鱼、蛤蜊、白蘑、干贝、海米、牛奶。
锰	蚌肉、高良姜、砂仁、玉米、松子、芥菜、黑木耳、黄鳝、核桃、蛏干、八角、口蘑、香菇。
钾	口蘑、白菜、牛奶、黄豆、紫苏、竹笋、银耳、小麦胚粉、甜椒、黑豆、辣椒、桂圆、黑鱼、玉米、龙须菜、五香粉。
镁	苔菜、海参、松子、玉米、西瓜籽、麻子、麦麸、南瓜籽、黑鱼、鲍鱼、甘草、茴香子、桑葚、黄毛籽、芥菜、山核桃、蛏干、黑芝麻、葵花子、虾皮。

贴心小语

营养素补充剂中的某些维生素和矿物质可被膳食纤维吸收，并随粪便排除体外，维生素补充剂空腹服用可能会有胃肠道刺激症状，如恶心、呕吐等，故建议不要在饭前或吃饭时服用营养素补充剂，在饭后30分钟服用比较好。

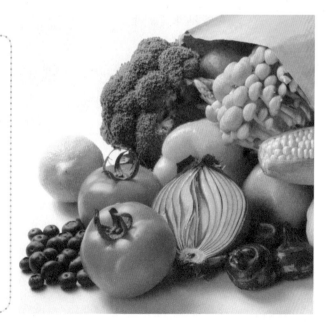

Q7 孕期需要的11种营养物质

　　怀孕是一个非常复杂的生理过程，胎宝宝由一个极小的受精卵成长为一个小人儿，需要各种各样的营养物质，而孕妈妈维持自身的新陈代谢和各种功能也需要各种各样的营养物质。在众多需要的营养物质里，有11种营养物质是最为重要的。

1 动物性食物，含丰富的蛋白质

　　蛋白质是维持生命和构成身体组织所必需的物质，在体内的含量仅次于水分。孕妈妈由于自身代谢的需要以及供给子宫、胎盘、乳房及胎儿的发育需要，必须增加蛋白质的供给。我国营养专家认为，怀孕0～3个月的孕妈妈需要摄入的蛋白质量与原

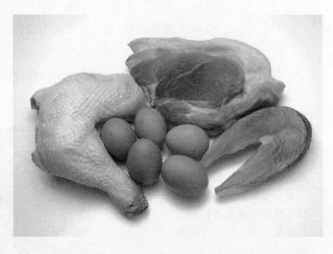

来基本相同，从怀孕4～6个月的孕妈妈应在原来的基础上每日增加15克，从怀孕7～9个月的孕妈妈在原来的基础上每日增加25克。

　　由于蛋白质所需量在中后期逐步增加，孕妈妈就要相应增加肉、蛋、鱼、禽、奶的摄入，以保证有充足的蛋白质供应。动物性食物的蛋白质含量丰富，不爱吃肉的孕妈妈可采用适合自己胃口的烹饪工艺来制作菜肴，以便摄入更多的蛋白质。

2 脂肪，最好选择植物性的

脂肪？有的孕妈妈一看见这两个字，马上联想起了"肥胖"二字，以为脂肪是造成自己肥胖的罪魁祸首，如果还说要增加食用含有脂肪的食物，真是难以接受。营养专家认为，脂肪是人体能量的主要来源，可提供人体不能合成的必需脂肪酸，而脂肪酸有助人体大脑的发育。因此，偏

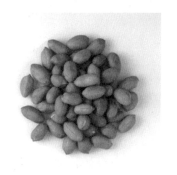

瘦或脂肪摄入不足的孕妈妈要适当增加食用含有脂肪的食物。

膳食中若缺乏脂肪，可导致胎儿体重不增加，影响大脑和神经系统发育。孕期每天需要60克脂肪（包括烧菜用的植物油25克和其他食品中含的脂肪）。

妊娠3～6个月和7～9个月，是胎儿脑细胞迅速增殖的两个阶段。尤其要注意补充脂肪酸。植物油的脂肪酸比动物油脂好，不仅消化率在95%以上，亚油酸含量丰富，而且含有大量维生素E，可在烹饪菜肴时多加一点植物油。另外，每天吃2个核桃，20粒花生米，一把葵花子、适量芝麻或松子仁（大约相当于1个鸡蛋黄的脂肪量）都非常有益。

3 碳水化合物，是一道"防护墙"

碳水化合物是胎儿新陈代谢所必需的营养素，用于胎儿呼吸。孕妈妈适当增加碳水化合物的供给量，可保证孕妈妈和胎儿的正常代谢。如果碳水化合物摄入不足，孕妈妈的身体就不得不动员脂肪分解产生葡萄糖，而脂肪代谢的产物就是酮体。酮体进入胎儿体内对脑和神经系统有不良作用，血酮高的孕妈妈所生婴儿常出现大脑发育不良、智商低的现象。因此，孕期主食量一定要增加，每日增加150～250克粮食。

4 维生素，人体不可或缺的要素

维生素是个庞大的家族，就目前所知的维生素就有几十种，如维生素A、维生素B$_1$、维生素B$_2$、维生素B$_6$、维生素C、维生素D等，都是人体必需的。维生素在人体代谢中起着酶的作用，若缺乏会导致疾病，如缺乏维生素C会造成牙龈出血；如缺乏维生素B$_2$会发生口舌溃疡；如缺乏维生素A、维生素D会引起钙吸收不良、手足抽搐等。因此，孕妈妈要保证维生素的足量摄入。

5 镁，神经的保护伞

镁具有保护神经的作用。稍有缺乏，人会变得暴躁易怒、紧张、冲动、忧虑、失去方向感、思维不清晰、罗嗦。另外，镁还可防止钾、钙等元素的流失。

6 碘，抵御大脖子

膳食中的碘被吸收后主要用于合成人体甲状腺激素。甲状腺激素的作用是维持人体基本生命活动，促进体内物质分解代谢，增加耗氧代谢，支持脑下垂体的正常功能，维护脑和神经系统的正常发育，从而促进儿童生长发育及智能发展。

预防碘缺乏可取得较好效果，妇女不论怀孕与否都应坚持食用加碘食盐，从计划怀孕至孕期每周食1～2次海带，每次20～40克。海带所含碘为有机碘（碘化酪氨酸），具有较高的生物利用率。研究表明，早孕补碘的孕妈妈所生胎儿在大运动及语言能力方面比未补碘孕妇所生婴儿高5.28个智能发育商（DQ）点。

海产品中碘的含量高于陆地食物。动物性食物的碘含量高于植物性食物，蛋、奶含碘量较高，其次为肉类，淡水鱼的含碘量低于肉类，水果和蔬菜含碘量最低。越是精制的食盐含碘量就越少，通常低于5微克/千克。

7 叶酸，向缺陷说"不"

叶酸其实是维生素的一种，但由于它的重要性非同寻常，故而单列。叶酸是一种水溶性维生素，严重缺乏时不但会造成"巨幼红细胞性贫血"，孕妈妈还可能生下神经管缺陷儿，神经管缺陷则包括：无脑儿、脊柱裂、脑积水等，是人类最严重的出生缺陷。

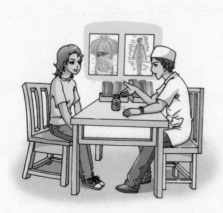

我国居民膳食营养素参考摄入量：建议孕妈妈每天摄入600微克膳食当量。但据调查，我国育龄女性膳食叶酸摄入量平均为每天266微克膳食当量，如减去50%～90%的烹调损失，估计摄入量每天不足200微克膳食当量，远低于

推荐摄入量。流行病学研究表明，我国育龄女性体内叶酸缺乏较普遍，每三个育龄女性就有一个缺乏叶酸。而另据国内外文献报道，即使是营养良好的女性，孕期血清和红细胞叶酸含量均随妊娠进程逐渐降低，越到孕晚期叶酸缺乏状况越严重。

因此，孕妈妈在孕期一定要注意补充叶酸。

8 锌，生命的齿轮

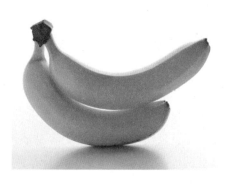

锌是人体必需的微量元素，在生命活动过程中起着转运物质和交换能量的作用，直接参与人体的细胞生物代谢。怀孕期间，孕妈妈对各种矿物质、微量元素的需求量增多，其中，对锌的需求也在增加，那么，孕妇应怎样适量地补充锌呢？

（1）锌的来源：富含锌的食物有卷心菜、香蕉、葵花子，还有植物种子和各种坚果等。

（2）锌摄入量或准备补充量：正常人每日需从饮食中补充12～16毫克的锌，孕妈妈每日需要补锌20毫克。

如果不能摄入足够的锌，可导致胎儿脑细胞分化异常，脑细胞总数减少；胎儿出生后体重低下，甚至出现发育畸形。同时，血锌水平正常，子宫收缩有力；反之，子宫收缩无力。因此，应注意锌的补充，以保证胎儿的正常发育，孕妇的顺利分娩。

9 铁，贫血的克星

铁是人体生成红细胞的主要原料之一，孕期的缺铁性贫血，会使孕妈妈出现心慌气短、头晕、乏力，还会导致胎儿宫内缺氧，生长发育迟缓，出生后智力发育障碍，出生后6个月之内易患营养性缺铁性贫血等。孕妈妈要为自己和胎儿在宫内及产后的造血做好充分的铁储备，因此，在孕期应特别注意补充铁剂。每天宜摄入约20毫克的铁，富含铁的食物有瘦肉、猪肝、鸡蛋、海带、干杏、樱桃和绿色蔬菜。

10 钙，是母子骨骼结实的保证

钙是人体骨骼、牙齿的重要组成成分。孕妈妈每天需要1000毫克钙，孕晚期则需要1200毫克。

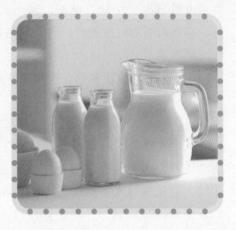

胎儿骨骼形成与发育时，如果孕妈妈体内的钙供给不足，胎儿就会去抢夺孕妈妈体内储存的钙，使孕妈妈出现腰酸腿痛、脚抽筋。严重时胎儿的骨质会疏松。相反，如果钙质过量，胎儿的体重就会较大，给孕妈妈的顺利分娩带来困难。

调查表明，城市女性更容易缺钙，因此要引起足够的重视。必要时可通过口服钙片（每日600毫克）来补充。

在食物中，奶类含有较多的钙，而且吸收率也最好。每天保证喝2袋牛奶或牛奶、豆浆各1袋，坚持户外活动，多晒太阳，是最简便的补钙方式。

除了从食物中补充钙之外，体育锻炼、多晒太阳可以促进钙的吸收和储备。

11 钾，精力与体力的支撑

缺钾的孕妈妈精力和体力都会下降，而且会感到倦怠无力。严重缺钾时，可导致体内酸碱平衡失调、代谢紊乱、心律失常、全身肌肉无力。钾是微量元素，只要平时不挑食就不必担心。

贴心小语

有些孕妈妈可能会从亲朋好友那获得孕期饮食的相关信息，如认为一些饮料中含有丰富的微量元素和矿物质，平时可以多喝点，并且饮料既好喝，又对孕吐有帮助，还含有丰富营养，真是一举多得。

然而营养专家研究表明，饮料对于孕妈妈的帮助是相当有限的，而且有些饮料含有咖啡因，孕妈妈过量饮用，会出现恶心、呕吐、头痛、心跳加快等症状。如果咖啡因通过胎盘进入胎儿体内，还会影响胎儿发育。

所以，喝饮料的量要控制好，对于含有咖啡因的饮料一定不要喝。

Q8　10种对孕妈妈有益的食物

　　有的准爸爸和孕妈妈并不看重日常饮食，认为平平淡淡的食物，营养肯定不如强化了的食物，更比不上制剂了。可实际上，千万别小看了日常饮食，日常饮食中有很多食物看似平常，其实对孕妈妈具有非常好的保健作用，其作用甚至远远超过了已强化的食物和制剂。所以，如果懂得烹饪这些食物，对母子的健康有不可替代的作用。

蜂蜜
促进睡眠并预防便秘

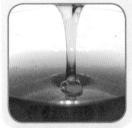

　　在天然食品中，大脑神经元所需要的能量在蜂蜜中含量最高。如果孕妈妈在睡前饮上一杯蜂蜜水，可缓解多梦易醒、睡眠不香等不适，提高睡眠质量，克服失眠。另外，孕妈妈每天上下午饮水时，如果在水中放入数滴蜂蜜，可缓下通便，有效地预防便秘及痔疮。

菠菜
最佳保胎蔬菜

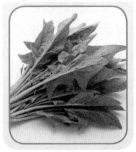

　　菠菜含有丰富的叶酸，每100克菠菜的叶酸含量高达350微克，名列蔬菜之首。

　　叶酸的最大功能在于保护胎儿免受脊髓分裂、脑积水、无脑等神经系统畸形之害。因此专家主张早期的两个月内应多吃菠菜。同时，菠菜中的大量B族维生素还可防止孕妇盆腔感染、精神抑郁、失眠等常见的孕期并发症。

黄豆芽
促进胎儿组织器官建造

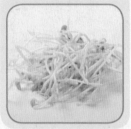

　　胎儿的生长发育需要蛋白质，它是胎儿细胞分化、器官形成的最基本物质。黄豆芽中富含胎儿所必需的蛋白质，还可在孕妈妈体内进行储备，以供应分娩时消耗及产后泌乳，同时可预防产后出血、便秘，提高母乳质量，所以黄豆芽是孕妈妈理想的蔬菜。

葵花子
降低流产的危险性

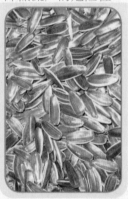

　　葵花子里富含维生素E，而维生素E能够促进脑垂体前叶促性腺分泌细胞功能，增加卵巢机能，使卵泡数量增多，黄体细胞增大，增强孕酮的作用，促进精子的生成及增强其活力。医学上常采用维生素E治疗不孕症及先兆流产，故生育酚由此得名。如果孕妇缺乏维生素E，容易引起胎动不安或流产后不容易再孕。孕期多吃一些富含维生素E的食物，如每天吃2勺葵花子油，即可满足所需，有助于安胎，降低流产的危险性。

鸡蛋
促进胎儿的大脑发育

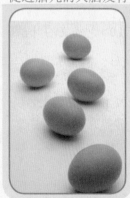

　　鸡蛋所含的营养成分全面而均衡，且所含的七大营养素几乎都能被人体吸收利用。尤其是蛋黄中的胆碱被称为"记忆素"，对于胎儿的大脑发育非常有益，还能使孕妈妈保持良好的记忆力。所以，鸡蛋也是孕妈妈的理想食品。除此之外，鸡蛋中的优质蛋白可以储存于孕妈妈体内，有助于产后提高母乳质量。虽然鸡蛋有益于孕妈妈和胎儿的健康，但也并不是多多益善，每天吃3～4个为宜，以免增加肝肾负担。

南瓜
防治妊娠水肿和高血压

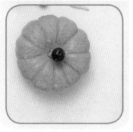

南瓜花果的营养极为丰富。孕妈妈食用南瓜花果，不仅能促进胎儿的脑细胞发育，增强其活力，还可防治妊娠水肿、高血压等孕期并发症，促进血凝及预防产后出血。取南瓜500克、粳米60克，煮成南瓜粥，可促进肝肾细胞再生，同时对早孕反应后恢复食欲及体力有促进作用。

动物肝
避免发生缺铁性贫血

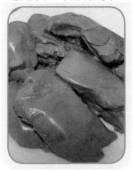

孕期血容量比未孕前增加，血液被稀释，孕妈妈容易出现生理性贫血，以铁补充不足而发生的缺铁性贫血最为常见。若孕妈妈、胎儿都缺铁，容易患孕期贫血或引起早产。所以，在孕期一定要注意摄取富含铁的食物。各种动物肝铁含量较高，但一周吃一次即可，在吃这些食物的同时，最好同吃富含维生素C或果酸的食物，如柠檬、橘子等，可提高铁在肠道的吸收率。

鱼类
避免胎儿脑发育不良

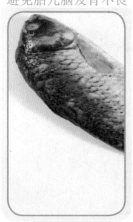

营养学家指出，鱼体中含有丰富的DHA，它在胎儿的脑细胞膜形成中起着非常重要的作用。据研究专家对数万名孕妈妈的调查中发现怀孕后常吃鱼有助于胎儿的脑细胞生长发育，吃得越多胎儿脑发育不良的可能性就越小。如果孕妈妈在整个孕期都不吃鱼，出现胎儿脑发育不良的可能性会增加1/8。专家建议，孕妇在一周之内至少吃一次鱼，以吸收足够的DHA，满足胎儿的脑发育需求。另外，孕期每周吃一次鱼还有助于降低早产的可能性。

芹菜
防治妊娠高血压

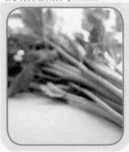

　　芹菜中富含芫荽苷、胡萝卜素、维生素C、烟酸及甘露醇等营养素，特别是叶子中的某些营养素要比芹菜茎更为丰富，具有清热凉血、醒脑利尿、镇静降压的作用。孕晚期经常食用，可以帮助孕妇降低血压，对缺铁性贫血以及由妊娠高血压综合征引起先兆子痫等并发症，也有防治作用。

冬瓜
帮助消除下肢水肿

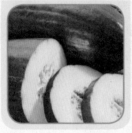

　　孕晚期孕妈妈由于下腔静脉受压，血液回流受阻，足踝部常出现体位性水肿，但一般经过休息就会消失。如果休息后水肿仍不消失或水肿较重又无其他异常时，称为妊娠水肿。冬瓜性寒味甘，水分丰富，可以止渴利尿。如果和鲤鱼一起熬汤，可使孕妈妈的下肢水肿有所减轻。

贴心小语

　　营养师提醒吃全素的孕妈妈，到了孕中期可以每天多吃几片豆干或1小块豆腐来补充优质蛋白质。另外也可多晒晒太阳，让身体有足够的维生素D来促进钙的吸收。

　　至于困扰很多孕妈妈的豆类食物容易造成胀气的问题，可以煮豆前先以2倍的水来浸泡豆子，让豆中的寡糖成分去除，再以小火慢煮的方式煮熟即可。

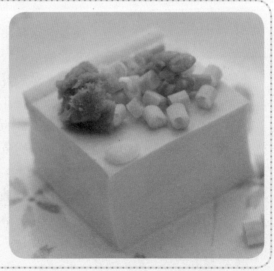

Q9 6种易致流产的食物

每位孕妈妈怀孕了都非常重视营养的摄入，除吃得多之外，还补充各类制剂，天上飞的，地上爬的，水中游的，广为搜罗。哲人说得好"任何事物都有两面性"，既然有些食物在孕期有助于孕妈妈和胎儿的健康，肯定也有些食物对孕妈妈和胎儿是不利的，甚至会让孕妈妈一生感到遗憾。

在孕期有6种食物的危害是相当大的，可导致孕妈妈流产。

① 螃蟹

螃蟹虽味道鲜美，但其性寒凉，有活血化淤、消肿的作用，会使胎气不安，起到动胎作用。孕妈妈吃了螃蟹后血流更加顺畅，胎动频率且动作大，导致流产，尤其是蟹爪，有明显的堕胎作用。

其实，古代早就有吃蟹易流产的说法。南北朝时期梁朝名医陶弘景的中草药经典书籍《名医别录》中记载，"蟹爪，破包坠胎"。意思就是吃蟹爪会导致流产。而李时珍在《本草纲目》中也认为，"蟹爪，坠生胎，下死胎"。意思就是说活胎容易流掉，死胎有助排出。中医认为，怀孕是集男女气血之精华，需要清净、安宁，不能动血，否则会动胎气。

② 甲鱼

甲鱼，其味鲜美，营养价值高，含丰富优质动物蛋白质，其壳为名贵中药材，甲鱼人人想吃，又非人人皆宜，孕妇也一样。中医认为，甲鱼具有滋阴益肾、滋阴养血、软坚散结的功效，还具有较强的通血络、散瘀块作用，最适合于阴虚内热的人食用，按理来说非常适合阴虚体质的孕妈妈。但甲鱼有较强的通血络、散瘀块作用，它会引起堕胎，尤其是鳖甲的堕胎之力比鳖肉还强。此外，妊娠合并慢性肾炎、肝硬化、肝炎的孕妈妈吃甲鱼，还有可能诱发肝昏迷。

3 薏米

薏米（又称薏仁、薏苡仁）对子宫平滑肌有兴奋作用，可促使子宫收缩，因而有引发流产的可能。

4 芦荟

芦荟在体内分解后产生的芦荟大黄素对肠黏膜有较强的刺激作用，所以服用芦荟可能引起消化道不良反应，如恶心呕吐、腹痛腹泻甚至出现便血，严重者还可能引起肾脏功能损伤。中国食品科学技术学会提供的资料显示，怀孕中的妇女若饮用芦荟汁，会导致骨盆内脏器充血，促进子宫的运动，导致骨盆出血，甚至造成流产。

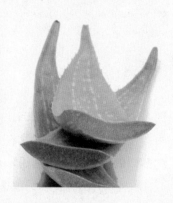

另外，哺乳期女性也应谨慎食用芦荟，以免引起宝宝肠胃不适。

5 马齿苋

马齿苋是野菜，营养价值很高，既是草药可作菜食用，又可作药用，对大肠杆菌、痢疾杆菌和伤寒杆菌均有较强的抑制作用。但其也属于滑利食物，对子宫肌肉有兴奋作用，会造成子宫收缩次数增多、强度增大，易造成流产。

6 山楂

山楂酸甜可口，开胃助消化，一向是备受很多女性青睐的小食品，特别是在怀孕早期，孕妈妈更喜欢随身携带一些，因此在这一时期会吃大量山楂。医学专家指出，山楂虽好但孕妇不宜多吃，其中所含的一些成分会刺激子宫肌肉发生兴奋，从而引起子宫收缩，导致流产。尤其是那些曾经发生过自然流产、习惯性流产以及有先兆流产征兆的孕妇，在这一时期更是要少吃山楂，以防引发不测。

◆ 贴心小语 ◆

最适合孕妈妈安胎食物：黄芩、白术、菟丝子、阿胶、竹菇、葡萄、柠檬、鸡肝、鲤鱼。

Q10 孕期的9个饮食误区

许多孕妈妈受我国的传统观念和因营养知识的缺乏等，在孕期常常会不经意走入一些误区，带来一些不必要的麻烦。

误区一　盲目补充保健品

孕妈妈是否需要补充营养品，主要是由自己的身体需要决定的，而不是盲目听从身边的亲朋好友的说法，以及销售商的花言巧语。其实，许多营养品的吸收效果并没有比普通食物更好，也有许多营养品不适合孕妈妈。孕妈妈若需要补充营养品，可先咨询医生。

误区二　一人餐两人份

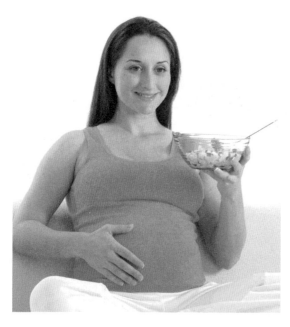

很多孕妈妈在怀孕后加大饭量，希望以此来满足胎儿的营养需要，只要自己能吃的就使劲吃，渴望以后宝宝更加聪明，更加健康。其实，胎儿不可能全部吸收孕妈妈多吃的那些食物的全部营养，既然不可能全部吸收，那去哪儿了呢，变成了孕妈妈身上的肥肉。胎儿的营养是否充足，与孕妈妈科学选择食物关系紧密。

误区三　补钙就要喝骨头汤

钙是胎儿发育所需的重要微量元素，为了补钙，有的孕妈妈便猛喝骨头汤。按照营养学的标准，这种补钙方法其实并不理想。营养专家指出，骨头中的钙不易溶解在汤中，也不易被人体吸收，喝多了骨头汤反而会油腻而让孕妈妈本身存在的妊娠反应加重。相对而言，具有活性成分的钙片、钙剂更容易为人体吸收，比如：葡萄糖酸钙、碳酸钙等。其实，人体每天需要的钙并不多，只要做到膳食平衡，大多可以通过食物摄取。

误区四　多吃菜，少吃饭

许多人认为菜比饭更有营养，孕妈妈应尽可能多吃菜。这种观点是错误的，饭是米面等主食，是能量的主要来源，一个孕中、晚期的孕妇一天应摄入400～500克的米面及其制品。

误区五　多吃坚果宝宝聪明

坚果中富含不饱和脂肪酸、优质蛋白及丰富的维生素，确实是胎宝宝补脑益智的佳品，但坚果的热量很高，两个核桃或十几粒花生的热量等于一片面包或一碗粥、一个苹果。所以每天的总摄入量不宜超过50克。

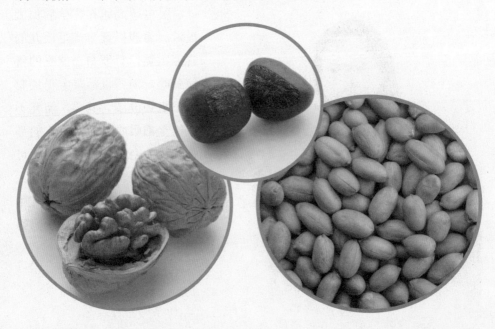

误区六　只要是有营养的东西，摄入越多越好

　　孕期中加强营养是必须的，但并不是多多益善。体内的营养过多会加重身体的负担，存积过多的脂肪，导致肥胖和冠心病的发生。体重过重不利孕期运动，免疫力下降，影响分娩。如果维生素A和维生素D过多，可能会引起中毒造成胎儿畸形。所以，孕期体重增加和饮食安排是有讲究的，孕妈妈要根据健康饮食的要求安排好一日三餐，如：

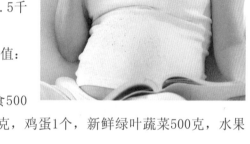

　　1.孕期体重增加正常值：9～12.5千克。

　　2.妊娠中晚期体重每周增加正常值：300～500克。

　　3.妊娠中晚期每日进食量：主食500克左右，鱼、肉类或豆制品50～100克，鸡蛋1个，新鲜绿叶蔬菜500克，水果200～300克。

误区七　多吃动物胎盘好安胎

　　有的孕妈妈平时稍有点磕磕碰碰，感觉身体有点不一样，便焦虑不安，有的甚至要求医生给她打安胎针，还有的信奉"吃什么补什么"的道理，四处搜罗动物胎盘来进补。其实，需不需要打安胎针是有严格的诊疗标准的，"吃什么补什么"并没有科学依据。安胎针、动物胎盘、卵巢里都含有孕酮。这种激素在孕妈妈出现流产先兆时，能够起到效果。但是，如果没有流产先兆，而孕酮过量，就可能影响胎儿生殖器官的发育。

误区八　孕期吃糖易患糖尿病

　　有的孕妈妈担心患上孕期高血压、糖尿病，从怀孕开始就拒绝吃糖、巧克力。其实，这是一种误解。孕妈妈体内的糖稍微过量是不会造成高血压、糖尿病的，因为正常人摄入的碳水化合物在体内会转化为葡萄糖，如果有剩余，则

会通过胰岛素的作用，转化为糖原储存在肝脏或变为脂肪。而在孕期，胎盘可以分泌物质对胰岛素进行"抵制"，以保护胎儿摄入的糖不过量。当然，如果孕妈妈摄入的糖太多，胰岛素消耗太多，而胎盘"抵制"不堪负荷，就可能出现糖尿病症状。

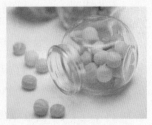

　　需注意的是，正常孕妈妈特别是偏瘦的女性根本不需要对糖"躲避"，肥胖女性、以前在孕期曾患有糖尿病的孕妈妈，虽然的确不宜多吃糖，但也不是一点糖都不敢碰。

误区九　用水果代替蔬菜

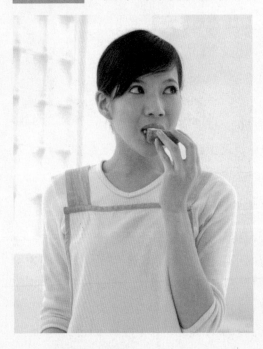

　　水果的营养价值高，很多水果都具有一定美容作用，胎儿出生后皮肤漂亮，更健康。于是有些孕妈妈就认为孕期要大量吃水果，甚至代替蔬菜。

　　水果口感好，食用方便，并且富含维生素C、矿物质和膳食纤维，深得孕妈妈喜爱，进而多吃水果，大幅度减少了蔬菜的进食量。然而，这样做会减少蔬菜中不溶性膳食纤维的摄入量，并诱发便秘。实际上，蔬菜不仅经济实惠，而且同肉类一起食用有助于达到平衡膳食的目的，因此水果不能替代蔬菜。

贴心小语

　　许多人都知道鸡蛋的营养价值非常高，孕妈妈若每天吃个鸡蛋，能为自身和胎宝宝提供较多的营养物质。但也不是吃得越多越好，有的人可能会认为，既然鸡蛋这么营养，一天吃5～6个鸡蛋，而其他肉类吃得较少。这种做法是不妥的，再好的食物也要适量吃。

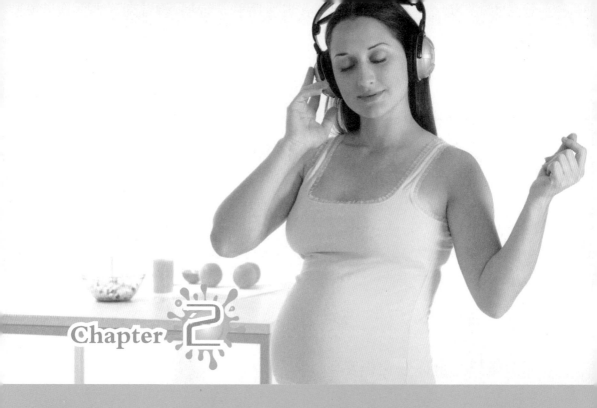

Chapter 2

孕育生命的起点
孕早期饮食营养指导

　　孕早期是指怀孕期的前3个月。在此期间，胚胎生长发育速度缓慢，胎盘及母体的有关组织变化不明显，母体和胚胎对各种营养素的需要量比孕中、晚期相对要少，比孕前稍多。但是，孕早期正处于胚胎细胞分化增殖和主要器官系统形成阶段，是胎儿生长、发育的最重要时期，必须把好营养质量关，确保必需营养素的摄入。

　　孕早期，绝大部分的孕妈妈会有不同程度的妊娠反应，一般从第6周开始，至12周消失。妊娠反应往往会改变孕妈妈的饮食习惯，影响营养素的摄入，孕妈妈可采用少食多餐，在烹饪工艺上想办法改善胃口，以摄取足够的营养素。

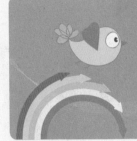

怀孕1月
生命的种子在发芽

 胎宝宝与孕妈妈

孕妈妈身体变化档案

大部分孕妈妈都不会主动意识到自己怀孕了，而是隐隐约约地感觉到自己的身体好像与以前不一样，却又搞不清是什么原因。你如果每次月经都非常有规律，很容易准确地推算出自己的排卵期，从而能确定自己是否怀孕了。

孕妈妈身体变化档案		
	体重	基本无变化。
	停经	停经是已经怀孕最重要的"信号"；若月经超期10天以上，已怀孕的可能性较大，可用早孕试纸检测。
身体变化	阴部	阴道有轻微的流血现象，这是由于受精卵逐渐向子宫移动，属于正常现象。卵巢开始分泌黄体激素。
	皮肤	孕激素有黑色素细胞刺激效应，使黑色素增加，导致孕妈妈乳头、乳晕、腹白线、外阴等处出现色素沉着，皮肤变暗。
	子宫	子宫壁更有弹性并增厚，但大小和形态几乎无变化。
	乳房	乳房稍变硬，乳头颜色变暗，月末有胀感和轻微疼痛。
	体温	基础体温偏高，持续2周以上。
妊娠反应		孕后体内激素分泌的缘故，敏感型的孕妈妈表现出恶心、呕吐的症状；少数人出现身体疲乏无力、发热、畏寒等。

若你没有采取避孕措施，随时都有怀孕可能，一旦发现自己有上述变化，首先要想到自己是否怀孕了，而不是把妊娠反应当成感冒而吃感冒药，也不要把腹部下面的疼痛当成是通常的便秘而吃止泻药。若没有避孕的话就要密切关注身体的变化，早日确认是否怀孕。

特别提示

避免剧烈运动或长途旅行，以免意外流产。

吃得多不如吃的好，孕1月每天仅需补充500千焦热量，相当于食用100克坚果。只要保证吃的食物有营养，饮食可以根据自己的实际情况而定。

🍀 胎儿发育成长档案

受精后，7~10天在子宫内膜受孕，怀孕开始。之后的5天会转变为胎儿内脏器官、脑、眼、鼻等的内胚叶。暂时还看不出人的形状，通常会被叫做胚芽。

胎儿发育成长档案			
胎重	不足1克	胎长	0~0.2毫米
五官	眼睛、鼻子、耳朵、嘴和下巴尚未形成，但是形成五官的细胞在快速分裂		
四肢	身体分为两大部分，非常大的部分为头部，有长长的尾巴，很像小海马的形状		
血液脏器	血液循环系统原型已出现，脑、脊髓神经系统器官原型也已出现；心脏的发育较显著，外观上有了模型，从第3周起会搏动；胎盘、脐带也开始发育；肝脏发育明显		
胎动	胎宝宝只是小小的胚芽，暂时还没有胎动		

胎**教**在行动　情绪胎教

　　孕妈妈的精神情绪不仅影响自己的食欲、睡眠、心情等，而且会通过神经-体液的变化，影响胎宝宝的血液供应、心率、呼吸等。所以，从本月确定怀孕起孕妈妈就要为胎宝宝赢造一个"宁静祥和"的环境。虽然是间接胎教，但对胎宝宝的大脑发育影响较大，务必引起重视。

本月营养与保健

 合理调配，把握孕期营养总原则

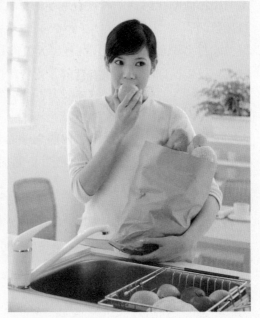

　　孕期营养是你和家人最关心的问题，营养的恰到好处是你和胎宝宝健康的保证，那你知道如何选择食物，怎样进行合理的调配吗？

　　营养均衡　你需要广泛地选择各类食物，不但要吃得够，而且要均衡。

　　慎选蔬菜　你需要选择各种各样的蔬菜，特别是深绿色蔬菜。蔬菜含有丰富的维生素A、维生素C及钙、铁、纤维素等。但也不是任何蔬菜都多多益善，如叶酸含量高的菠菜，摄取量不能太多，否则体内的钙质与草酸结合将无法利用。

　　每餐必吃水果　尤其是富含维生素C的水果，如橘子等，以增加铁质的吸收率。

　　补充不饱和脂肪酸　必要时补充微量元素、矿物质等营养素片。

　　多选用未经精制的五谷以及根茎类　例如糙米饭、全麦面包等，同时掌握好摄取量，既可获得足够的热量、铁质及B族维生素，而又不过量。

　　用油原则　烹饪用油虽是植物油，但是要控制用量，避免因摄取过多热量，而导致体重增加过多，整个孕期都应注意体重增长不宜过多。

✳ 孕育知识小链接　**孕妈妈吃什么油好？**

　　挑选食用油时，选择富含维生素和矿物质的，以及多单不饱和脂肪酸的，如油茶籽油，油茶籽油富含维生素E，且能促进矿物质吸收，对胎宝宝的大脑发育和健康起着重要作用。孕妈妈每天清晨空腹生食1匙，可有效预防便秘。

避免食用加工、腌制或烟熏食物　如腌黄萝卜、烟熏豆皮、榨菜等。

各种营养成分的摄取在总体上应以满足身体需要为准则　一种营养素不能代替另一种营养素，各种营养素之间失去平衡可能妨碍机体对它们的吸收利用。例如，一种维生素的缺乏，势必会妨碍其他营养素的利用以及蛋白质的合成；而某种营养素过多，也可引起其他营养素的失衡，对胎宝宝的生长有不良影响。所以，合理摄取营养的重要方法就是平衡膳食，即在每餐中各营养素之间合理的比例关系，既要使摄入的能量适宜，又要使营养素之间的比例恰当，同时供给含各种维生素及无机盐的食品。

合理营养要根据各种营养素的摄取　各种营养素在人体内要不断地进行代谢，人体对营养物质的需求也是一个连续的过程。孕妈妈要注意每天摄取各种营养，而不能今天暴饮暴食，明天则清汤寡水。另外，偏食、挑食、专吃精细食物，并不符合营养学的规律。孕妈妈应合理食用粗粮，如玉米面、小米、土豆、红薯等，其中的维生素、蛋白质、微量元素比大米和精面中含量高。

合理营养对于烹调也有一定要求。烹调的原则是少损坏营养物质，使营养物质更易让人吸收，同时适当使用各种调味品，使饭菜可口，增加食欲。做菜前应将菜放入清水中泡约30分钟，以清除残留农药或释放出细菌。菜暴露的时间不要太长，煮烧的时间也不要太长，做饭做菜最好采用铁制器具。

根据不同的孕期决定营养素摄取量。对于孕妈妈来说，孕期合理营养的最重要的方面是饮食的内容和方式要适合各阶段的生理需要和生理变化。

在孕早期，胎宝宝尚小，生长缓慢，向孕妈妈索取的营养素不多。孕妈妈只要在普通膳食中增加一些含矿物质和维生素较多的食物如蔬菜、水果等就行了。在怀孕初期，由于血糖低、酮体升高，孕妈妈易发生食欲不振、轻度恶心和呕吐，这时，可以多吃粗米、粗面、甘薯等含糖分较多的食物，以提高血糖、降低酮体。在这段时期适宜多吃鱼，因为鱼营养丰富、滋味鲜美、易于消化，很适合孕初阶段食用。为了防止恶心呕吐，要少食多餐，少吃油腻和不易消化的食

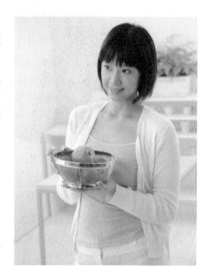

物，多吃稀粥、豆浆等清淡食物。还可以在起床和临睡前吃少量面包、饼干和其他点心。

怀孕中期，胎宝宝的生长发育明显加快，营养素需要也越来越多。在这段时间，虽然孕妈妈胃口有好转，饭量有所增加，但由于肠胃的蠕动能力减弱、活动量减少以及胎儿的压迫，容易造成便秘。孕妈妈应该多喝开水，多吃粗粮、青菜、水果等含粗纤维多的食物。另外，蜂蜜可以有效地缓解便秘。

妊娠晚期，孕妈妈需要大量增加营养以满足胎儿肌肉、骨骼和大脑发育的需要。在这一段时间，孕妈妈常会有饿的感觉，但每次又吃不多。为充分摄取营养，可以在正常的一日三餐以外，早上10点、下午3点钟左右和晚上吃些点心和其他食物。孕妈妈这时的食物以含钙、蛋白质和维生素较丰富的食物为主，例如，鱼、肉、肝、虾皮、麻酱、菠菜、番茄、胡萝卜、土豆等。

易消化、少油腻、味清淡。烹饪的食物应以易消化、少油、少脂、清淡为基本原则。

总之，孕妈妈一定要注意孕期的饮食，千万不可忽视。每天需要进食的基本食物及其分量要记好记牢，再根据胎宝宝的生长发育过程逐步添加更多的食物。

孕妈妈怀孕了，是件喜事，掩饰不住的喜悦之情溢于言表。孕妈妈每天愉快地进食，同时把快乐好心情传给胎宝宝，这可是胎宝宝健康成长的秘诀哟。

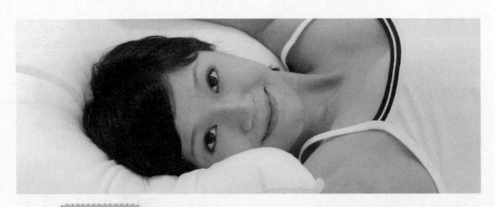

贴心小语

最佳的怀孕季节是春秋两季。这是因为这两个季节气温适宜，不易感冒。而最不适宜怀孕的是冬季，因为寒冷干燥，感冒流行，感冒病毒等易对孕妈妈造成危害。

保证合理饮食，让胎宝宝更健康

胎宝宝所需要的营养均来自孕妈妈，因此，你一定要保证健康的饮食，以利于胎宝宝生长发育。

你如果是有计划怀孕，孕前已经做了饮食调配，摄入的营养均衡且充足，现在只需在遵循孕期基本原则的前提下做少许调配即可。

在吃得好的前提下，增加热量的供应，每天应摄入约10 000千卡；每天喝3 000毫升的温开水，以促进食物消化，帮助血液循环；多吃新鲜水果和蔬菜，以摄入更多的纤维素和叶酸，有利于满足胎宝宝各方面营养素所需。怀孕第17天

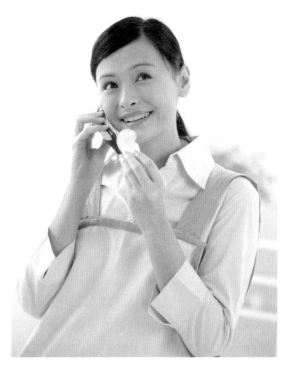

至30天是胎儿神经管发育的关键时期，补充叶酸可降低胎儿脊柱裂或者其他神经管缺陷的危险，你应该从计划怀孕到怀孕头三个月，每天补充400微克的叶酸，而绿叶蔬菜的叶酸含量最高，其次为动物肝、豆类、花生；蛋白质的需求量比孕前增加近1倍，因为蛋白质是形成新组织的必要物质；钙是胎宝宝骨骼和牙齿发育必不可少的物质，若孕妈妈没有摄入足够的钙质，胎宝宝就会将孕妈妈体内的钙质吸收掉，如果孕妈妈体内的钙质消耗过多的话，孕妈妈就会出现骨质疏松，腿脚会变软而无力；胎宝宝的血容量增加，需要更多的铁元素，若孕妈妈摄入的铁元素不足，胎宝宝就会从孕妈妈体内抢走铁，导致孕妈妈贫血。

当然胎宝宝除了以上重点营养素需求外，其他微量元素也是不可或缺的，孕妈妈均衡饮食基本能够满足胎宝宝所需。

健康调理，为宝宝塑造温馨环境

孕妈妈个人生活调理

首先，要充分保障休息时间。怀孕期间孕妈妈比平时更容易感到疲劳，所以每天的睡眠要充足，时间可以因人而异，最好是晚上感到困倦时就入睡，早晨睡到自然醒来。不要到人群密集的地方，避免与流感、风疹、传染性肝炎等患者接触。

其次，注意个人卫生。孕期由于汗腺、皮脂腺分泌旺盛，要勤洗澡，勤换衣，保持全身清洁。要使用肥皂洗衣洗手，而不宜用洗衣粉。

再次，慎用药物。孕妈妈忌服药，绝大多数药物都会对孕妈妈造成不良影响。若确实需要，则一定要到正规的医院诊治。

密切关注宫外孕情况发生

一旦确定自己已怀孕，应立即做超声波检查是否是宫外孕。以下5种类型容易是宫外孕：

- 使用子宫内避孕器，却意外受孕者。
- 接受试管婴儿或精卵植入术的不孕症治疗者。
- 曾经接受输卵管整形或接通手术者。
- 以前曾经罹患骨盆腔炎者。
- 以前曾经罹子宫外孕者。

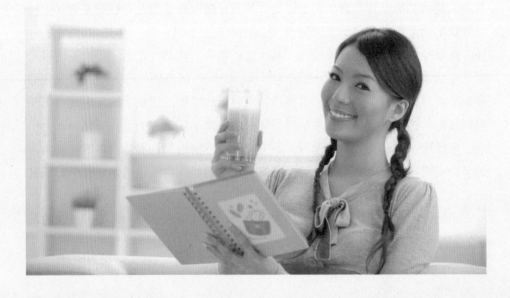

准爸爸应知

 细心关爱，让孕妈妈的情绪愉快

调理好孕妈妈的情绪

怀孕的女人特别容易心烦，容易为小事发火，这时候你需要为你的爱人忍声吞气地做"出气包"，需要大度、大度、再大度。除此之外，你要时常注意孕妈妈的思想和情绪，及时给她开导或具体的帮助，从行动上、心理上做好她的工作，并且尽可能多陪陪她，带她到外面去散步。

做好孕妈妈的后勤工作

孕妈妈孕期需要大量的、全面均衡的营养，以保证胎宝宝的健康发育。准爸爸要关心体贴孕妈妈，多咨询、多思索如何让孕妈妈补充营养。另外，抽空多陪伴孕妈妈，帮助和分担部分家务。

禁　烟

医学研究表明，二手烟更可怕，吸二手烟者比吸烟者的进入体内的苯丙芘（致癌物质）高出5倍。另外，烟草中有20多种有害成分，可使染色体和基因发生变化，对早期胚胎的危害最严重，可以引起流产、早产和胎儿死亡；还可致胎宝宝发育迟缓、畸形和先天性心脏病，会引发颌面部或口腔发育畸形，从生命起点便埋下口腔不健康的隐患；同时严重伤害胎宝宝的大脑，影响其智力发育。

为了母子的健康，准爸爸无论在孕妈妈孕前还是孕后都不应该吸烟，至少不应在她面前吸烟，可选择在孕妈妈闻不到烟味的地方吸烟，或使用一些戒烟用品，如往鼻子里喷戒烟药水，吃戒烟糖或使用戒烟牙膏。

加强学习，储备孕期营养常识

有许多男性平时很少下厨，在妻子怀孕以后也不懂得如何为妻子进行饮食补养。有人认为，价格高的，营养价值肯定高，要多吃，比如海参、燕窝等；有人认为什么食物都有营养，什么都能吃，不必忌食。这些观点都是不科学的。进食是为了给人体输送各类营养物质。为了保证母子健康，准爸爸也要学会科学配餐，不仅要注意营养，也要注意色香味，以便提高孕妈妈的食欲。

本月推荐营养餐

醋熘圆白菜

原料： 圆白菜300克，干红辣椒、白糖、醋、葱花、盐、姜丝、花生油、水淀粉各适量。

做法：

1. 将圆白菜逐叶掰开，洗净，切块，用盐略腌渍，沥干水；干红辣椒洗净，沥干水，切段；将盐、白糖、醋、姜丝、葱花、水淀粉调成料汁，备用。

2. 锅置火上，倒入花生油烧热，放入干红辣椒段炸至褐红色，放入圆白菜，用大火炒熟，倒入料汁炒匀即可。

营养功效： 此菜质地爽脆，香辣酸甜，具有润脏腑，益心力，利脏器的作用。圆白菜中含有大量人体必需营养素，如吲哚类化合物、萝卜硫素、维生素C和叶酸等，为胎宝宝提供丰富的叶酸。

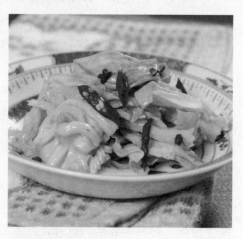

小贴士

圆白菜的质量以结球坚实、包裹紧密、质地脆嫩、色泽黄白、青白者为好。

姜米拌莲藕

原料： 莲藕400克，醋40毫升，麻油10毫升，精盐、糯米各适量。

做法：

1. 莲藕洗净切成铜钱厚的圆片，用凉水泡一下，放入开水锅内略焯。

2. 将莲藕放入盘内，加入精盐、姜米、陈醋、麻油，拌匀即成。

营养功效： 此菜脆嫩爽口，具有凉血散瘀、止渴除烦的功效。

小贴士

食用莲藕要挑选外皮呈黄褐色、肉肥厚而白的。如果莲藕发黑，有异味，则不宜食用。

双冬油面筋

原料：油面筋300克，冬笋100克，香菇（干）25克，花生油30毫升，酱油、盐、白砂糖各适量。

做法：

1. 冬菇泡软、去蒂；冬笋去皮、先煮熟再切条；油面筋先用热花生油炸黄。

2. 锅内放入花生油烧至八成热后倒入冬菇，起香味后再放入冬笋同炒，再加入盐、酱油、糖调味，放入清水1杯烧入味，加入油面筋同烧，汤汁收干即可盛出。

营养功效：此菜松软柔绵、风味独特。面筋具有和中益气，解热，止烦渴。

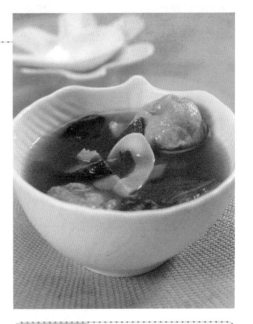

小贴士

油面筋易入味，所以要先将双冬烧一会儿再加入。

乌鸡糯米粥

原料：乌鸡腿100克，糯米50克，葱白、盐各适量。

做法：

1. 乌鸡腿洗净，切块滚烫后捞起洗净，沥干；糯米淘净备用。

2. 将乌鸡块加4碗清水用大火烧开后，改小火煮15分钟，然后入糯米，烧开后改小火煮。

3. 葱白去头、须，切粒，糯米煮熟后加入盐调味，最后放葱粒焖片刻即可。

营养功效：此粥滑润黏稠，清香爽口。具有补血、补虚养身的功效。

小贴士

不宜用高压锅煮。

猪肝拌菠菜

原料： 熟猪肝、菠菜、海米、麻油、盐、酱油、醋、蒜泥各适量。

做法：

1. 将猪肝切小薄片，海米用温水浸泡好；菠菜洗净切成段，放入沸水中焯一下；香菜洗净切成段。

2. 将菠菜放在盘内，上面放在猪肝片、香菜段、海米，再将盐、味精、酱油、醋、麻油、蒜泥一起放在碗内，兑成调味汁，烧在菜上即可。

营养功效： 此菜清淡鲜香，含有多种维生素，可促进胎宝宝发育。

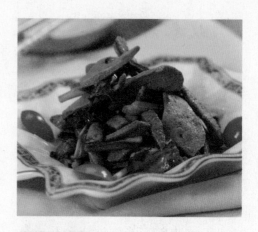

小贴士

菠菜含有草酸，圆叶品种含量尤多，食后影响人体对钙的吸收。因此，食用菠菜时宜先煮过去掉菜水，以减少草酸含量。

白菜鸭

原料： 鸭肉100克，白菜150克，花椒3粒，盐、料酒、姜片各适量。

做法：

1. 将鸭肉洗净切成块，加水略超过鸭块，煮沸去其泡沫，加入料酒、姜片及花椒，用文火炖酥。

2. 将白菜洗净，切成长段，待鸭块煮至八成熟时，将白菜倒入，一起煮烂，加入盐及味精即可。

营养功效： 此菜汁鲜味美，清淡适口，具有滋阴养胃，增强身体的免疫力的功效。

小贴士

购买鸭时应挑选羽毛丰满、皮肉滑嫩、肌肉坚实、眼有神韵者。

原味鲜鱼汤

原料：鲜鱼500克，白萝卜200克，白酒、黄酒、葱、姜、色拉油各少许，醋、盐各适量。

做法：

1.将油烧热，鱼下锅，点少量白酒烧至微黄，再放入葱段、姜片及少许白萝卜片，加水，大火煎至微白。

2.待汤微开，点少许黄酒，少许盐，中火煎熟，至酒味消失，待汤显白色，点少许味精即可食用。

营养功效：此汤味道鲜美，经常食用，能暖胃、祛头眩、益智商、助记忆。

小贴士

鱼胆有毒不要食用。

苹果葡萄菠萝汁

原料：苹果2个，菠萝1/4个，1小串绿葡萄，糖适量。

做法：

1.将苹果、菠萝、葡萄一起洗净，并将葡萄上的柄去掉。

2.将苹果、菠萝切成小块装入榨汁器中榨汁，加糖饮用。

营养功效：此汁甘甜可口，含有胡萝卜素、叶酸、B族维生素、维生素C、维生素E、钙、镁、铁、磷、铜，具有健脾益胃，清胃解渴，补脾止泻。

小贴士

血糖较高的孕妈妈不加糖。

清蒸河鲫鱼

原料：新鲜鲫鱼1条（500克），料酒、盐、姜蒜末各适量。

做法：

1.将鱼去鳞、肠、肚，洗净放置在菜盘中，备用。

2.向锅内加上水，再将盘中的鱼加调味品后放入笼中蒸15～20分钟。

3.取出后稍凉即可食用。

营养功效：此鱼味道清淡、鲜美，适宜妊娠呕吐者食用，会愈吃愈香。

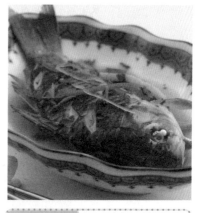

小贴士

在做本品时，要少用油盐调料。

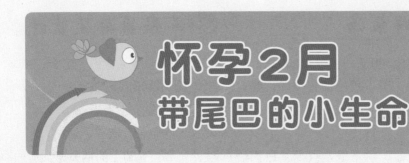

怀孕2月
带尾巴的小生命

 胎宝宝与孕妈妈

孕妈妈身体变化档案

孕2月的孕妈妈身体变化较大，已出现了妊娠反应，会感觉全身乏力、疲惫、打不起精神，有的还会表现出心烦意躁。因此，孕妈妈在本月要调整好自身情绪，尤其孕6~10周是胚胎腭部发育的关键时期，如果你的情绪过分不安，会影响胚胎的发育并导致腭裂或唇裂。

孕妈妈身体变化档案		
身体变化	体重	比前一个月增加约600克
	腹部	外表尚未有明显变化
	膀胱	子宫有所增大，对膀胱形成了一定的挤压，会让孕妈妈时常产生尿意，从而出现尿频。这种情况，会随着子宫的逐渐增大而自然消失
	子宫	鸡蛋般大，质地较软
	乳房	乳房发胀，并且有时会有抽搐的感觉。乳晕进一步加深，乳头周围有深褐色结节
妊娠反应		大部分妈妈会头晕、乏力、嗜睡、流涎、恶心、呕吐、喜欢酸性食物、厌油腻。早孕反应由轻到重，一般持续2个月左右
心理状态		很多孕妈妈表现为懒怠、困倦、食欲不振、恶心、情绪低落，脚有轻微抽搐感，特别会表现出易怒、心烦意躁的情绪。因此，孕妈妈要养成良好的生活习惯，拥有一个快乐舒心的心情。这也给宝宝提供了一个温馨的发育环境

孕2月，极易流产。因此，最好避免外出旅行、激烈运动，以及做体力活。

🌸 胎儿发育成长档案

此时，体内的宝宝还不能称为胎儿，只能叫胚胎或胚芽。胚胎已经着床。不过，胚胎期的宝宝发育相当迅速，已经初具人形，头、四肢、眼睛、鼻孔已现雏形，并且许多复杂的器官及生命已处于发育萌芽状态了。胎儿体重=子宫弧度×腹围×1.076。

胎儿发育成长档案			
胎重	1～4克	胎长	10～20毫米
五官	眼睛、鼻子、耳朵、嘴已成雏形。		
脏腑	心脏已经开始有规律的跳动，速度比成长快得多；肠胃、肝脏、肾也开始起步了。		
器官	血管、神经管正处在发育的关键时期；脑、脊髓、神经发育迅速；内外生殖器的原基已经完成。		
四肢	四肢已清晰可见，有的即使用肉眼也能分辨出四肢。		

本月初，胚胎对各种致畸因素相当敏感，到本月末，敏感程度才有所下降。因此，这个月的孕妈妈要特别警惕避免接触致畸的物质。

胎教在行动　音乐胎教

本月起，胎宝宝可以听一些优美柔和、轻松活泼、轻盈优雅的曲子，每天放1～2次，每次约10分钟，乐曲不宜选得太多，3～5个曲子为宜。如《花好月圆》《摇篮曲》等。

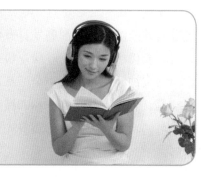

本月营养与保健

 营养与饮食调理两个都重要

现在，你已经确定怀孕了，营养与饮食的调理是一个重大课题。你需要摄入满足自身和胎宝宝所需的营养，这可是两份营养，因而要求你注重营养的质量和饮食的调配。有的孕妈妈在孕前就做了怀孕计划，已经在孕前就进行了饮食调配，认为底子厚，起点高，光体内储存的营养就相当多了，足够满足自身和胎宝宝的所需，而不重视孕期营养与饮食的调配，依然根据个人喜好吃东西。这个月，你的妊娠反应比较明显，严重影响着食欲，进食量可能会有所减少，其质就显得更加重要了，所以不管底子有多厚，起点有多高，营养与饮食的调配还是要科学合理地安排好，除了要遵循孕期饮食基本原则外，还需注意以下几点：

① 补充叶酸至关重要

叶酸是B族维生素的一种，对胎宝宝的神经细胞与脑细胞发育有促进作用。若你的体内缺乏叶酸，极易造成胎宝宝神经系统发育不全，从而导致脑瘫。若每天补充400～800微克叶酸，可防止胎宝宝发生腭裂等先天性畸形。

由于叶酸容易失去活性，妈妈很难从食物中获得足够的叶酸以保证宝宝发育所需，因此可以适当补充含有叶酸的营养品，如叶酸制剂、叶酸片等。当然，你绝不能放弃从食物中摄入叶酸，对富含叶酸的食物（如菜花、油菜、蘑菇、豆制品、坚果、菠菜、牛奶、动物肝脏、土豆、水果、西红柿等）应尽量取其新鲜的，采用尽可能保留叶酸的烹饪方法，以减少叶酸的流失。

叶酸虽然对胎宝宝的发育至关重要，但也不是多多益善，不可大剂量的补充。

② 补充脂肪需注重质量

不少孕妈妈一听说补充脂肪就有所顾忌，担心产后发胖，难以恢复身材。其实不然，摄入脂肪，并不是要求孕妈妈吃多少肥肉，也不是说吃肥肉就是补充脂肪，而是摄取脂肪中的脂肪酸。深海鱼、坚果、蔬菜及花生、大豆等提炼出来的油脂含有丰富的脂肪酸，质量比较好，完全可以吃这些食物来补脂肪酸。

③ 全面摄入蛋白质

蛋白质是胎宝宝的胚胎期发育

成新组织的重要营养来源，你需大幅度地增加含有丰富蛋白质食物的进食量。补充蛋白质时既要选择动物性食物，也要选择植物性食物，两者需共同食用。如面包与奶酪、燕麦粥与牛奶、通心粉与肉酱等。

本月，孕妈妈每天需要的蛋白质约80克，每天只需均衡进食几大类食物（蛋、禽、鱼、乳制品等），加上其他食物基本可以满足所需要的营养。

4　补充铁质

铁质在人体内主要从事造血的工作，以满足胎胚内细胞不断分裂成器官的需要。孕妈妈每天需要摄取的铁质约60毫克，如果你有贫血，其摄取量还需增加约20～30毫克。

5　钙是胚胎肢体发育的重要元素

此时，孕妈妈需要摄取的钙量是孕前的2倍，约120毫克，牛奶、虾、豆浆等中含有丰富的钙质，可以加强补充。

6　补充维生素、矿物质

维生素、矿物质是微量元素，所需要的量比孕前略高，孕妈妈只要均衡饮食，基本可以满足。每天吃新鲜水果，水果含有丰富的维生素，削皮或洗净便可吃，方便也有益于维生素的保存、吸收和利用，水果宜在饭后半小时适量食用。

7　补充水份

此外，千万别忽视了水。孕妈妈每天需额外补充2000毫升的水。水量充足可以让血液循环更加流畅，快速输送养分，预防或减少孕妈妈便秘，快速排便，减少尿道被感染的可能性。当然，孕妈妈也可以喝点果汁，这也是一种补充方式。

贴心小语

早晨起床后喝一杯温开水，可适当加少许盐，促进肠胃的蠕动，防上便秘。不要喝反复沸腾的开水，因为这会使水中亚硝酸根离子、砷等有害物浓度相对增加，饮后会引起血液中毒。

✳孕育知识小链接　孕妇孕期补钙要补多少钙呢？

钙是人体骨骼、牙齿的重要组成成分，胎宝宝从着床起，到呱呱来世，需要大量的钙，据研究表明，孕期需额外增加钙约30克，其中胎儿27.4克，胎盘1克，母体1克。

孕早期补钙要求：普通摄入800毫克/天；孕中期补钙要求：增加摄入1 000毫克/天；孕晚期补钙要求：进一步增多1 200毫克/天。

细心诊查，做好孕期保健工作

做好第一次检查

孕妈妈无论先前是否怀孕过，都必须认真做好这次检查，通过这次检查可以明确怀孕的具体情况，如是否怀孕、怀孕的天数、是否宫外孕、有无不良因素、是否需要终止妊娠等。由于早孕测试纸无法排查宫外孕，所以这次检查就显得尤为重要了。为了顺利做好这次检查，在检查前的准备工作是很有必要的。

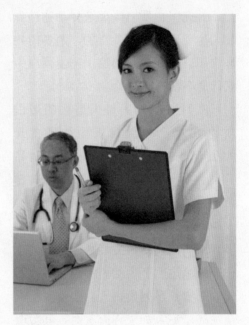

● 检查前一天晚上早点休息，保证睡眠质量。

● 在时间选择上宜在上午9点前，因为需要抽血检查，所以应当空腹。孕妈妈也可以与医生约好时间。

● 确定适合自己条件的医疗单位进行检查，便于以后连续检查，方便医生全面掌握孕妈妈的情况，并对孕妈妈进行有针对性的指导。

● 穿宽松的衣服，方便检查。

● 医院的人数可能较多，为了节约时间、保证检查效果，孕妈妈最好事先明确末次月经的时间、早孕反应开始时间等。另外，孕妈妈如果有什么需要咨询的，也可以事先整理出来。

第一次检查内容

有的孕妈妈去医院检查时感到非常紧张，尤其是初孕妈妈。为了让孕妈妈有心理准备，特列出常常会遇到的项目。

病史的询问：

年龄：年龄过小（小于20岁）容易发生难产；35岁以上的初次当上孕妈妈的容易有妊娠合并症。

职业：如果你的工作接触了有毒物质或在荧光屏下工作，医生会帮你做一些特殊检查。

月经史及继往妊娠史：了解月经史可以帮助推算预产期；如果你已经生过宝宝，你要把详细情况告诉医生。

继往病史：手术史及家族史。这些病史对你的这次怀孕有重要的影响，要配合医生的仔细询问。若当时有不便之处，可单独向医生说明情况。

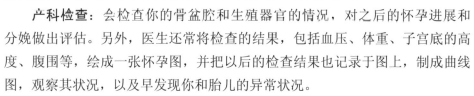

身体检查：医生会检查你的发育、营养及精神状态，并记录你的体重、血压的数据，供日后参考。

产科检查：会检查你的骨盆腔和生殖器官的情况，对之后的怀孕进展和分娩做出评估。另外，医生还常将检查的结果，包括血压、体重、子宫底的高度、腹围等，绘成一张怀孕图，并把以后的检查结果也记录于图上，制成曲线图，观察其状况，以及早发现你和胎儿的异常状况。

详细检查项目

血常规	检查的子项目有血细胞、红细胞、血沉、血红蛋白、血小板；检查目的是及时发现与营养、消耗、遗传以及贫血有关的疾病。
尿常规	检查的子项目有尿糖、红细胞、白细胞等；检查目的是排除糖尿病、尿道炎、尿道感染、肾炎等疾病。
肝功能	检查的子项目主要有测乙肝表面抗原，阴性属正常，如为阳性，则需进一步检测；检查目的是排除患各型肝炎的可能性。
身高、体重	检查目的是如果体重超标，最好先减肥再受孕。
血压	检查目的是怀孕易使高血压患者血压更高，甚至威胁到母亲的生命，正常数值应在80～130毫米汞柱。
内科	检查项目有心电图、胸透；检查目的是确认内脏器官是否正常。
口腔科	检查口腔内是否有龋齿、未发育完全的智齿及其他口腔疾病。因为怀孕期间原有的口腔隐患会恶化，严重的还会影响到肚里宝宝的健康。
妇科	检查项目有做盆腔和阴道检查；检查目的是检测是否有发育畸形或妇科疾病，以免影响怀孕。
体内微量元素检测	确认微量元素是否缺乏，因为微量元素缺乏直接影响到胎儿的正常发育。
艾滋病	检测是否患有艾滋病，以防通过母体传染给胎儿。

特殊的体检项目：

特殊人群： 家中有宠物或从事动物养殖、进行过器官移植、生食过鱼类或肉类。

检查项目： 特殊病原体检测。

具体内容： 弓形体、风疹病毒、单纯疱疹病毒等。

检查目的： 防止引起胎儿宫内感染。

特殊人群： 高温工作环境（针对父亲一方）。

检查项目： 精液检测。

具体内容： 精子数、精子活动量等。

检查目的： 高温作业很可能引起男性不孕。

❀ 日常生活保健注意事项

● 避免各类具有辐射作用的器具，如X光机、电脑等，以免伤害宝宝。

● 家中不可喂养宠物。宠物身上多携带弓形虫，若孕妈妈不慎感染，会严重影响宝宝的生长发育，甚至会造成流产、早产或宝宝畸形。

● 远离重金属，远离油烟。镉、铬、镍、钼、铅等重金属极易造成宝宝畸形；油烟含有二氧化硫等多种有害气体，对宝宝的发育很不利。

● 注意个人卫生，保持个人干爽。

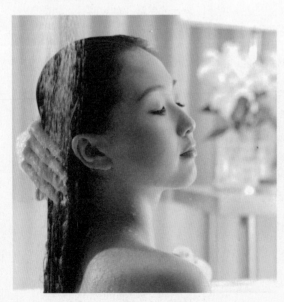

贴心小语

　　孕妇沐浴需要注意哪些问题呢？水温应在30℃以下，水温过高会损害胎宝宝的中枢神经系统。沐浴时间应在20分钟以内，沐浴时间过长，容易使孕妈妈出现头昏、眼花、乏力、胸闷等症状。另外，避免坐浴，淋浴是最好的。

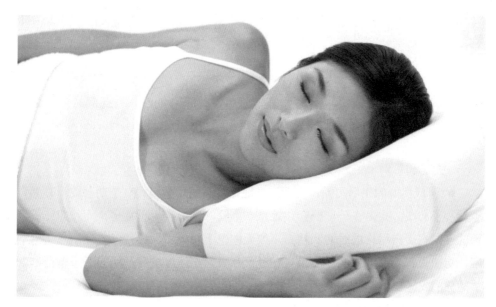

● 选择合适的乳罩。戴乳罩不单是为了美观，主要是因为乳罩有支托、稳定、保护乳房的作用。妊娠期孕妈妈的乳房会逐渐增大，并有勃起性。所以要选择适当的乳罩以适应增大的乳房，选择的乳罩要宽松适度，柔软，有弹性。

● 注意休息，提高睡眠质量。幽静而轻松的睡眠对孕妈妈是非常重要的，每天应有9小时的睡眠，养成睡午觉的习惯。

● 洗浴与运动。孕妈妈怀孕后排汗明显增加，宜每天洗澡以保持皮肤清洁，水温以37℃为宜，洗澡时间以5～10分钟为度，并以淋浴为宜，因为盆浴容易造成细菌感染。孕妈妈坚持运动，以促进血液循环和胃肠蠕动。最好不乘公共汽车，骑自行车一般不会引起不良问题，但路上要小心，地势不平和人员拥挤的地方尽量避免。

❈ 孕育知识小链接　孕期锻炼有什么标准？

　　孕妈妈坚持锻炼身体，对于孕期的健康和顺利分娩都很有帮助。但是，锻炼的时候一定要注意安全，不要过量。下面是一些简单的方法，可以帮你很容易地控制运动量：

◆不要让身体过热，特别是在孕早期的时候。

◆锻炼时要注意补充水分，不要感到渴再喝水。

◆让心率保持在适当的范围内，试着在锻炼的时候说一句完整的话，如果不能正常地说出来，就要减少运动量，或者把速度放缓。

◆不要把自己弄得精疲力竭，锻炼后你应该感到的是令人愉快的疲乏。

准爸爸应知

孕妈妈怀孕后，家庭充满了欢乐与温馨，快乐与期盼，与此同时是伴随着酸甜苦辣的，作为准爸爸，应该为孕妈妈和胎宝宝做些什么呢？

养成良好的生活习惯，精心照料孕妈妈

● 养成良好的生活习惯，不要过多地在外应酬。孕妈妈在孕期会较平时更为敏感和小心眼，太多在外应酬会让她坐立不安，也可能胡思乱想。而且即使最普通的应酬也会占用你的时间和精力，如果你也不想参加，那就以宝宝的名义谢绝吧，每个人都会理解你的。如果实在脱不开身，那就尽早和孕妈妈通个电话，告诉她你的安排和预计到家时间，这样的态度孕妈妈也会格外理解你的。

● 养成良好的个人卫生习惯，不吸烟，不留胡须。为什么不能留胡须呢？这是因为胡须特别是浓密的胡须，会吸附并收容许多病菌和空气中的污染物质，如酚、苯、甲苯、氮、铅等。准爸爸和孕妈妈亲密时自然会顺便进入到孕妈妈的呼吸道和消化道，所以为了母婴健康，准爸爸们还是不留胡须为好。

● 悉心照顾孕妈妈，担当料理家务事。孕妈妈可以做一些较轻的家务，但往往需要他人的照顾。这个月，妊娠反应的缘故，孕妈妈的饮食习惯发生了一些变化，原来不爱吃的东西，现在特别想吃，有的平时爱吃的，现在不爱吃了。你应理解这种正常的生理变化，尽量满足她的要求，而不是责备她"真麻烦"。另外，重力活一定要自己担当，孕妈妈做重力活易引发流产。

由于妊娠反应的缘故，孕妈妈情绪不稳定，易怒、激动、烦躁，对凡事特别挑剔。准爸爸应多给孕妈妈一份关爱、迁就与理解，在心理上多开导她，避免激怒孕妈妈，如给她讲讲故事，做些孕妈妈颇感兴趣的事等。当孕妈妈与家庭成员发生冲突时，准爸爸要想方设法解决，使孕妈妈保持心情舒畅。尽量抽空与孕妈妈一起散散步，聊一些轻松快活的话题，让孕妈妈能卸下心理负担。

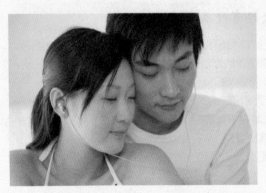

陪同孕妈妈做好孕检

你应参与每一次孕检，是对孕妈妈和宝宝的高度负责。参与孕检，你能更清楚地了解孕妈妈和宝宝的健康情况，也能更好地感受到医生的态度和医技，以及医院的服务质量和医疗水平，这些将有助于你选择一家最适合的分娩医院和主治医师。另外，通过每一次孕检，你可以计算路上花费的时间，为分娩选择最佳路线。当然，大多数准爸爸都会算好时间，在宝宝出生前几天就把孕妈妈送到医院待产了。

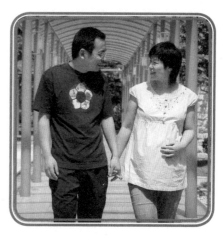

营造一个舒适的居家环境

居家环境不仅影响孕妈妈的心情和健康，还影响宝宝的成长，你在居家环境上就要花一番心思，努力构建一个和谐、明亮、舒心、优美的环境。

要保持室内光线充足，以及墙面、天花板、家具器皿洁净。

家具布局设计合理，空气清新，保持室内温度平衡宜人，若有条件，准爸爸可以请专业测试人员检测室内有无发出危害气体的物质。

创造一个良好胎教环境

环境的绿化、美化、净化是胎宝宝健康发育的必要条件，应力求排除环境污染和噪声的危害，因为强烈噪声或振动会影响胎心发育。

激发孕妈妈的爱子之情，引导她产生爱护胎宝宝，关心胎宝宝、期盼胎宝宝的情感，这是增进母子感情的重要一环。

给孕妈妈开好食单

孕妈妈怀孕后还下厨房的话，易被油烟熏，不利于胎宝宝的发育。因而你最好学好厨艺，自己多多下厨做饭，给孕妈妈烹饪美味佳肴。另外，烹饪的菜肴要注意营养的搭配，注重质量，你也可以咨询营养师或医院的保健医生，给孕妈妈开好食单。

本月推荐营养餐

清炒山药

原料：山药400克，葱少许，盐、鸡精各适量。

做法：

1.山药去皮，切成0.5厘米厚的菱形片，用开水氽烫后捞出来沥干水分，葱只取嫩叶，洗净，切成葱花。

2.锅内加入植物油烧热，放入山药片，中火炒熟后，加入盐、鸡精、葱花，翻炒均匀即可。

营养功效：此菜具有安胎的作用，对预防先兆流产很有帮助。

小贴士

山药与甘遂不要一同食用；也不可与碱性药物同服。

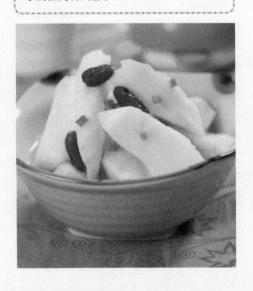

花生仁炒冬瓜

原料：花生仁30克，冬瓜100克，火腿30克，蒜苗10克，姜、花生油、盐、糖、水淀粉各适量。

做法：

1.花生仁去皮后油炸；冬瓜去皮去籽，切丁；火腿切丁；姜洗净去皮切片；蒜苗洗净切段。

2.锅中注入清水适量，烧开，放入冬瓜丁，煮至八成熟，取出用凉水冲透。

3.将油倒入锅中烧热，放入姜片、火腿丁、冬瓜丁，加盐、糖，放入蒜苗段一起放入锅中炒透，然后用水淀粉勾芡，炒匀装碟，撒上花生仁即可。

营养功效：此菜香酥，汁美，具有养胃生津，清降胃火的功效。此菜中的花生是最佳的护脑食品，是儿童很好的日常饮食常备食品。

小贴士

买回的花生如果保存不善，极易霉变产生致癌力极强的黄曲霉素，因此应将其晒干后放在低温、干燥的地方保存。烹制时，将花生仁装入盆中，加清水适量，稍漂洗即可。

炝虾子菠菜

原料：菠菜500克，水发虾子5克，花生油10毫升，麻油3毫升，精盐4克，花椒少许。

做法：

1. 将菠菜洗干净，切段。将花椒炸香后捞出，再把发好的虾子放入油锅中氽一下备用。

2. 将菠菜放入沸水锅内略焯，再放入凉开水后捞出，然后加入精盐、麻油和炸好的虾子花椒油拌匀即成。

营养功效：此菜色泽翠绿，鲜香利口。具有补血、助消化、通便的功效。

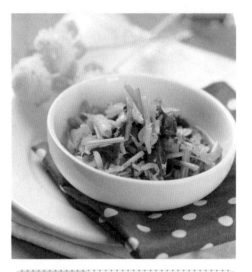

小贴士

菠菜中的维生素C容易流失，易溶水，很怕热，要现吃现洗。

豆芽生鱼片

原料：豆芽200克，生鱼肉300克，红萝卜丁少许，料酒、葱段、姜汁、油、胡椒粉、盐、酱油、生粉、麻油各适量。

做法：

1. 豆芽洗净沥干，下少许油爆香姜片，放入豆芽炒至八成熟盛起。

2. 鱼肉洗净、抹干，切片，加入盐、葱、姜拌匀。

3. 烧热锅，下油，加入料酒、胡椒粉、酱油、生粉、麻油煮沸，放入鱼片煮至熟，加入豆芽、红萝卜丁用旺火兜匀即可。

营养功效：鱼片松软滑口，豆芽爽脆，含有丰富蛋白质，能健脾开胃。

小贴士

豆芽宜选择长根的，无根的豆芽一般加了生长调节剂，另外，有臭鸡蛋味则含有大量的硫制剂。

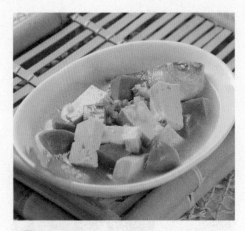

鲫鱼豆腐汤

原料：鲫鱼1条，豆腐1块，猪肉馅50克，食用油、葱、姜末、蒜、精盐、高汤、绍酒各少许。

做法：

1.将豆腐切成骨牌块，用开水烫一下；鱼收拾干净，两面都切花刀。

2.将猪肉馅和葱、姜末、精盐、绍酒拌匀，放入鱼肚内。

3.将葱、姜、蒜炝锅，加入高汤，汤开后放入鱼和豆腐，加适量的精盐，用急火炖熟即可。

营养功效：此汤细嫩甜美，汤水清鲜。鲫鱼营养丰富，具有益气健脾，利水消肿，清热解毒的作用。

小贴士

食用鲫鱼时，不能同时食用猪肝，两者同吃具有刺激作用。

山药煲乳鸽

原料：山药100克，莲子25克，乳鸽500克，姜少许，葱、盐各适量。

做法：

1.山药、莲子冲洗干净。

2.乳鸽宰杀，除去内脏洗净，与姜、葱一起放入沸水内煮3分钟，取出冲净。

3.瓦煲内注入清水，大火煮沸，加入乳鸽、姜片、淮山、莲子煲30分钟，改小火再煲2小时，加盐调味。

营养功效：此菜油而不腻，含有丰富的蛋白质、铁、B族维生素，有助于胎宝宝大脑发育。

小贴士

鸽翼底的毛还未出齐，脚呈肉色，则是乳鸽。

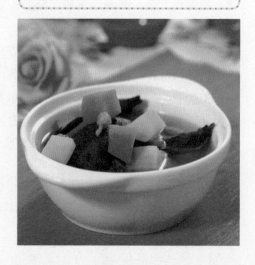

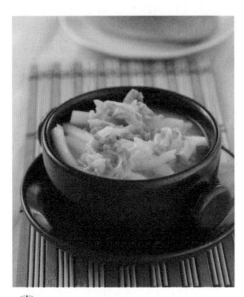

奶汁白菜

原料：大白菜，火腿，高汤，牛奶，盐，鸡精，水淀粉，麻油各适量。

做法：

1.大白菜洗净，切小段备用；火腿切成碎末备用。

2.将大白菜翻炒捞出。再另起锅放入高汤、牛奶、盐烧沸腾，倒入白菜烧3分钟左右。

3.用水淀粉勾芡，撒入火腿末，加入鸡精后淋少许麻油装盘即可。

营养功效：此菜补虚损、润肠道、益脾胃。

小贴士

此菜中的白菜一定要嫩。

双色虾仁

原料：鲜虾仁500克，土豆丝250克，番茄酱25克，葱段、胡椒粉、盐、油、料酒、鸡汤、麻油各适量。

做法：

1.将土豆丝装入模具，炸成土豆盅。

2.将油倒入锅中烧至五成热，放入虾仁、盐、胡椒粉等调料滑熟。

3.番茄酱炒至鲜红色，下一半虾仁，勾芡后装入土豆盅内，围在盘边；另一半虾仁下油锅，加入葱段，烹料酒、鸡汤，调好味后淋麻油即成。

营养功效：此菜口感香滑，富含蛋白质等，可为胎宝宝提供钙质、铁元素。

小贴士

对虾过敏和皮肤出疹者忌食。

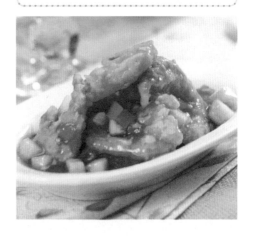

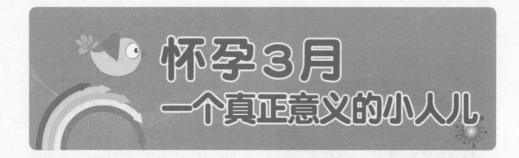

怀孕3月
一个真正意义的小人儿

 胎宝宝与孕妈妈

☘ 孕妈妈身体变化档案

本月是孕妈妈最苦恼的一个月，妊娠反应强烈，有的孕妈妈甚至吃什么吐什么，还会感到头晕。这些都是正常的现象，孕妈妈不必过于担心。这是由于宝宝在快速成长，需要更多的血液供应，突然改变体位，大脑没有得到充足的血液而引起的。不过，孕妈妈如果反应过重，可到医院诊断，切记不可自行服药。

孕妈妈身体变化档案		
身体变化	体重	比前一个月增加100~250克。
	腹部	小腹从外观上还是看不出较为明显的变化，但可能会有疼痛的感觉。
	膀胱	受子宫的挤压加重，孕妈妈尿频、尿急更加明显。
	子宫	变得具有拳头般大小，直接压迫着膀胱。
	乳房	乳房明显增大，乳晕、乳头颜色更深，有的会呈黑色。
	阴道	阴道分泌物增加。
妊娠反应		本月的妊娠反应达到最高峰，是最强烈的一个月，会出现恶心、呕吐、反胃等症状。此外，由于每个人的妊娠反应不一样，有的厉害，有的几乎没反应，这跟个人体质有很大关系的，一般到四五个月就好了，不要担心。
心理状态		食欲不振、恶心、呕吐等，会严重影响孕妈妈的心情，甚至出现心烦意乱，这对宝宝的发育很不利。遇到这些问题，不妨想方设法转移注意力，到室外散散步，或与准爸爸商讨解决的办法，切忌乱发脾气。

特别提示

　　孕妈妈由于本月的妊娠反应比较强烈，在饮食上可改为少食多餐，有时甚至可以喝粥代替正餐，另外牛奶控制在每天150毫升。

🍀 胎儿发育成长档案

　　孕3月，胎宝宝的小尾巴已经彻底消失，四肢、手指、脚趾清晰可见，此时完全可以将其称之为"胎儿"了。并且胎宝宝的神经系统开始有了反应，许多内脏器官可发挥一定的作用。3个月的胎宝宝是各项器官和各项生理系统发育最旺盛的时候，90％的器官已经建立，小脑袋已经开始发育了，能感受到来自外界声音的刺激，胎宝宝所需的营养明显增加。

胎儿发育成长档案			
胎重	5～14克	胎长	25～65毫米
五官	眼肌处于形成状态，视网膜也开始发育了，双眼的位置逐渐靠拢；鼻孔、耳朵、颜面已逐渐形成；头发、眉毛露出"尖尖角"。		
脏腑	肾脏、肝脏、心脏发展较为成熟，肝脏已承担了少许解毒功能；胃已处于正常位置；肠胃比较发达。		
器官	中枢神经系统的发育渐趋成形；脑、脊髓、神经发育迅速；外生殖器的轮廓已清晰，也与肛门分开了；骨骼和关节还处于"发芽"状态。		
胎动	宝宝只有在B超下才能看到其活动。		
四肢	尾巴完全消失，四肢能进行少量活动，但比较弱。		

胎教在行动　抚摸胎教

　　每天睡前听胎教音乐之前进行。孕妈妈仰卧放松，双手放在腹壁上捧住胎儿从上之下，从左至右顺序地抚摸胎儿，反复10次后，用食指或中指轻轻抚压胎儿，然后放松。抚摸胎教要求定时进行，开始每周3次，以后根据具体情况逐渐增多，每次时间5～10分钟。如胎儿用力踢腿，应停止抚摸。

本月营养与保健

 调配好口味，让营养更全面

● 营养要足，更要重质量

孕3月是宝宝各项重要器官发育形成的关键期，急迫需要各种营养素。因为宝宝是从孕妈妈的体内吸收各种营养素的，所以孕妈妈必须想方设法摄入足够多的营养素。摄取营养素有两种基本方式：一是通过食物摄入。此时的孕妈妈应针对性地选择一些食物，以满足母婴需要。不过，此时的孕妈妈由于妊娠反应较重，所以孕妈妈宜少吃多餐，以避免孕吐带来的影响。二是通过摄入保健品。孕妈妈可食用奶粉、牛奶、钙片、保灵孕宝等补充营养素，或者咨询营养师或保健医生，选择合适的营养品。另外，孕妈妈还要继续补充叶酸。

● 配好食物，选好烹饪方法

孕初期，你的胃口差，而且你的饮食习惯往往也发生了的变化，为了进食更多的菜，你可以在选择食物品种和改进烹饪工艺上下功夫。

选择能促进食欲的食物，如苦瓜、番茄、酸菜、黄瓜、香菇、平菇等。另外，烹饪菜肴时适当加一些能促进食欲的调味品，如番茄酱、咖哩汁、豆瓣酱、辣椒酱等，但不宜过多。

可以多吃凉拌菜、少吃油炒菜。凉拌一些萝卜、黄瓜、大白菜、洋葱、芹菜、菠菜、苦瓜、柿子椒、藕等蔬菜，在凉拌时可以适当加点醋、芝麻酱，也可以用酸奶凉拌，有利增加食欲。

● 容易被忽视的碘元素

碘的主要功能是促进生物氧化、糖和脂肪代谢及维生素的吸收利用，调节蛋白质合成和分解，调节水盐代谢，增强酶的活力，促进胎宝宝脑细胞DHA含量及脑细胞数目的快速成增长，若胎宝宝缺碘会造成脑损伤。因此，你不可忽视碘的摄取，不可因要求菜肴的清淡而忽视了它。你可吃海鱼、海带、紫菜、虾等含碘量高的食物进行补充。

🍀 适当活动，防止疾患困扰

适当做些家务

孕妈妈适当做些家务对母子都是有益的。劳动可改善睡眠，增进食欲，增强体力，预防体重增长过量，减少便秘。总之，你若自怀孕后成了"重点保护"对象后就什么都不做，那是不正确的。

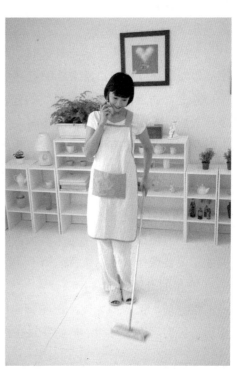

不过，家务活要适度，比如擦地板、吸尘等就最好不要做了，主要做些轻便顺手的活。虽是简便的活，但在做的时候也要注意一些问题。

①本月的妊娠反应是最重的，常常让你吃不下饭，适当做点活，能提高食欲。

②做家务时不可用冷水，以免以后落下痨病。

③洗衣时不可使用搓板，洗的时间不宜过长，最好使用肥皂。

④不要弯腰拿衣服、盆等物品。

⑤做不了的事情不要勉强自己去做。

谨防感冒

病毒性感冒在冬春季比较流行，轻度时鼻涕、鼻塞、头痛、咳嗽，重度时发烧、全身乏力、腰酸背痛，这对未孕的人来说，吃药打针基本能解决问题，但对于孕妈妈来说，问题可就严重了。

①重流感易引发流产、早产和死胎现象。

经医学专家研究表明，孕妈妈若感染流感，早产率会提高1.5倍，流产及死胎率会提高1.8倍，流感的病毒会大量进入胎儿的各个重要器官，给胎儿带来严重危害。

②导致胎儿畸形。

64

医学专家研究发现，孕妈妈患有流感，非常容易引发胎儿先天性畸形，如先天性心脏病。

③ 对新生儿的危害。

孕妈妈孕期感染了病毒性感冒，容易将病毒传染给胎宝宝，新生儿的发病率高，发病速度也快，常常伴随着其他病症，很容易进一步恶化。

总之，病毒性感冒对孕妈妈的危害是巨大的，多方面的。在冬春季孕妈妈多穿衣服，人多的地方不去凑热闹，多通风，勤换衣，多运动，提高免疫力。

孕妈妈即便患有病毒性感冒，也不必过于紧张，多喝水，多休息，在医生的指导下快速恢复身体，使影响降至最低程度。

选好坐椅，端正坐姿

① 选择好椅子。

孕妈妈怀孕后，腹部越来越大，坐的方式越来越讲究，椅子的选择也有讲究的了。要选择软绵、靠背的椅子，同时椅子的脚跟要稳，不易滑倒。

② 坐的方式要正确。

坐之前，把两脚并拢，把左脚向后挪一点，然后轻轻地坐在椅子中部。坐稳后，再向后挪动臀部，把后背靠在椅背上，深呼吸，使脊背伸展放松。

③ 坐椅子可做运动。

孕妈妈坐下后，脚心不离开地面，脚尖尽量往上翘，呼吸一次把脚放平，多做几遍。坐在椅子上把腿搭起来，将上面腿的脚尖和脚腕慢慢地上下活动，然后换另一条腿。

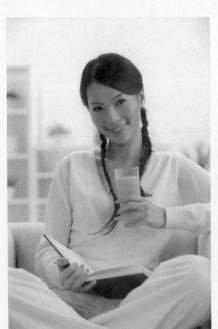

贴心小语

早孕期间，如果白带颜色较浓、气味难闻或阴部瘙痒，应该就诊。如果白带只是量较多，但没有其他不适，则属正常的怀孕征兆，无需特别处理。引起感染的致病菌有很多，不同的致病菌，治疗也是不同的，需要到临床做相关检查才能确诊。

❋ 提高胎教效果的诀窍

　　胎宝宝的接受能力取决于孕妈妈的用心程度，胎教的最大障碍是孕妈妈波动的情绪。

　　呼吸法是提高胎教效果的有效方法。在胎教训练开始之前进行，能够有效稳定情绪和集中注意力。

　　进行呼吸法时，场所可以任意选择，可以在床上，也可以在沙发上、地板上。这时要尽量使腰背舒展，全身放松，微闭双目，手可以放在身体两侧，只要没有不适感，也可以放在腹部。衣服尽可能穿宽松点。

　　准备好以后，用鼻子慢慢地吸气，以5秒钟为标准，在心里一边数

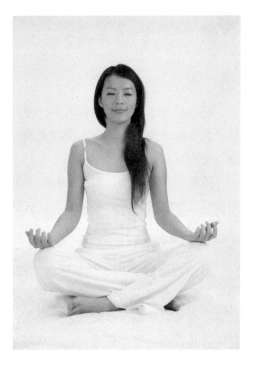

1、2、3、4、5……一边吸气。肺活量大的人可以6秒钟，感到困难时可以4秒钟，吸气时，要让自己感到气体被储存在腹中，然后慢慢地将气呼出来，以嘴或鼻子都可以。

　　总之，要缓慢、平静地呼出来。呼气的时间是吸气时间的两倍。也就是说，如果吸时是5秒的话，呼时就是10秒。就这样，反复呼吸1～3分钟，你就会感到心情平静，头脑清醒。实施呼吸法的时候，尽量不去想其他事情，要把注意力集中在吸气和呼气上。一旦习惯了，注意力就会自然集中了。

　　在信息胎教之前进行这样的呼吸练习方法，对增强注意力，准确地按照程序进行胎教，有很大帮助。

❋孕育知识小链接　　**哪些花香对孕妈妈来说是"灾难"？**

　　在怀孕初期，孕妈妈不宜接触有浓烈气味的鲜花，比如茉莉、夹竹桃、一品红等，这些花会刺激孕妈妈的神经，引起头痛、恶心、呕吐，食欲也会减退，严重的会引起胎动造成流产。而且这类花会在夜里释放二氧化碳、吸收氧气，使室内含氧量下降，忌放在卧室。因此，不仅自己不要养，平时在室外碰到这些气味浓烈的花也要避远一点。

准爸爸应知

 禁止性生活

胚胎正处于发育的关键时期，胚胎附着得并不牢固，容易流产。所以，要禁止性生活以免发生不测。尤其是婚后多年不育，以及曾发生过自然流产的夫妻，更应避免。

随着孕期的增加，到孕中期，子宫体逐渐增大，羊水量增多，虽然这个时期可以进行性生活，但必须控制好次数和动作幅度。

陪同孕妈妈听课

自孕妈妈怀孕起，准爸爸也忙得不亦乐乎，千万别错过孕程课堂。现在很多医院都开设了关于怀孕的课堂，准爸爸工作再忙也要想方设法多去聆听，在课堂上可以学到很多知识，如孕期营养与保健、分娩方式、产褥期保健与处理、乳房护理、婴儿护理等，尤其是一些细节不容错过，如洗澡方法、喂养方法、婴幼儿伤害急救等。

怀孕的课堂从字面上来看，是孕妈妈的事情，其实不然。从上面列举的知识要点来看，没有哪一项与准爸爸无关，事实也充分证明，孕妈妈的事情就是准爸爸的事情。因此，准爸爸应该抽出时间陪同孕妈妈听每一堂课，这不仅仅能学到知识，还能给孕妈妈许多宽慰，令她每天都有好心情。

选购好书、好音乐

在课堂上所学知识毕竟是有限的，准爸爸可以与孕妈妈去书店购买比较权威的书籍来补充知识。面对浩如烟海、各式各样的图书、影碟，该如何选择？

一是选知名出版社出版的，专家编写或经专家审读的图书。知名出版社对图书的把关比较到位，图书质量比较有保障。另外，专家的参与，为图书内容的科学性、准确性等奠定了基石。

二是根据自己的情况，选择一本内容较为全面、具体、语言表达清晰自然的图书。实用才是最好的，图书是否具有指导性，是否实用，是一个判断标准。有的图书泛泛而谈，内容空洞，这样的图书不宜选用。

三是音乐的选择。音乐宜选择高扬、和谐、悠扬的，这样的音乐可以刺激宝宝的大脑，让其大脑活动起来，同时也可以给孕妈妈一个温馨的环境。不过，每次播放音乐的时间不宜过长，且次数不宜过多，否则会让宝宝烦躁不安，造成不利影响。

音乐选择参考：二胡曲《二泉映月》、筝曲《渔舟唱晚》、民族管弦乐曲《春江花月夜》《春天来了》《江南好》《步步高》及奥地利作曲家约翰•斯特劳斯的《春之声圆舞曲》等。

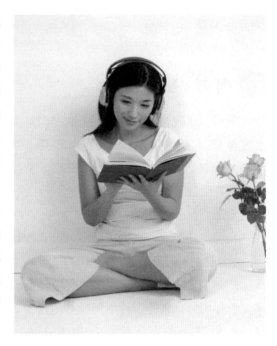

🌸 孕期B超次数也要控制

通常认为，孕期B超检查不宜超过10次，通常医生安排的B超检查次数也不会超过10次。专家认为，孕妈妈在孕期有2次孕检是必不可少的，一次是孕5月，此时的胎宝宝各项重要器官已经成形，通过B超检查，可以检查出胎宝宝身体发育的各项指标；另一次是在孕9月，可测胎位及体重，以确定生产方式。此外，在孕期还有几次B超检查也是必要、重要的。一次是在孕2月到孕3月间，通过对胎芽、胎心的检查，可以让孕妈妈对自己的怀孕情况而更加安心；从孕3月起，医生通常都会为孕妈妈建档检查，所以也会做一次包括B超在内的全面检查，以了解孕妇的情况，而对于35岁以上的孕妇这一次的B超检查则是必须的，因为要精确怀孕的周数，以进行此后的唐氏综合征血液筛查。

所以，B超检查是否会对宝宝有不利影响，目前还没有真正的定论。事实上，B超检查和生育缺憾没有证据表明有直接的关系，而且B超检查对孕期安全的意义是不可替代的，所以还是建议你按照医嘱进行必要的B超检查。而且，每一次检查都可以为宝宝留下一张难得的纪念照片，这可是我们难得的收获。

本月推荐营养餐

 ### 肉片烧海参

原料： 水发海参200克，猪里脊肉75克，水发冬菇、冬笋各25克，火腿肉20克，鸡蛋清、水淀粉、高汤、葱、姜、酱油、精盐、白糖、花生油、料酒各适量。

做法：

1. 海参切条状，里脊肉、冬笋、火腿切薄片，冬菇切两半，葱、姜切末。

2. 海参用沸水汆一下，肉片加鸡蛋清、水淀粉拌均匀，再将肉片下锅翻炒后捞出。

3. 将葱、姜末下油锅，加入高汤、酱油、料酒后加入肉片、盐稍炒，用水淀粉勾芡后捞出。

4. 葱、姜末炝锅与海参、酱油略炒，加入高汤、料酒、白糖、冬菇、笋片、火腿翻炒，后用水淀粉勾芡浇汁即可。

营养功效： 此菜色泽金红，味道鲜美。海参是高蛋白、低脂肪食品，将其制作成食品，有很好的滋补作用。

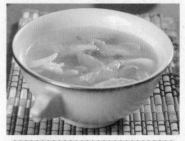

小贴士

发好的海参不能久存，最好不超过3天，存放期间用凉水浸泡上，每天换水2~3次，不要沾油，或放入不结冰的冰箱中；如是干货保存，最好放在密封的木箱中，防潮。

 ### 栗子焖乌鸡

原料： 乌鸡750克，栗子100克，葱花5克，花生油适量，汤250克，水淀粉25克，料酒、酱油、麻油各少许。

做法：

1. 乌鸡切块，水中汆一下备用；栗子洗净煮熟，取栗子肉。

2. 将葱花爆香，加上料酒、酱油、汤和乌鸡块炖煮。肉熟时放入栗子，至栗香时勾芡，淋上麻油即成。

营养功效： 此菜肉嫩栗香，可为胎宝宝的发育提供大量微量元素。

小贴士

乌鸡也可以放入沙锅中炖。

清蒸醉虾

原料： 鲜虾500克，葱50克，米酒、酱油、麻油各适量。

做法：

1.将鲜虾剪去须与脚，用清水洗净、沥干，葱切长丝。

2.将鲜虾放入碗中，加米酒，将虾醉约10分钟左右，捞出放在蒸笼上蒸10分钟。

3.用酱油和麻油调成蘸汁，吃得时候边剥边蘸着调料吃。

营养功效： 此菜肉质鲜嫩，别具风味。虾含有丰富的蛋白质、钾、碘等成分。能健身强力、补精。

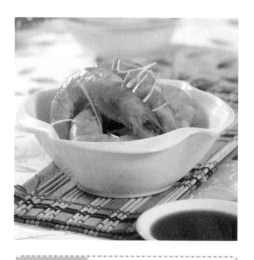

小贴士

用来醉虾的米酒可以倒入蒸锅水中，这样蒸气中也带有酒味。虾要趁热吃才好吃。

红烧冬菇

原料： 水发冬菇150克，冬笋15克，淀粉5克，葱20克，花生油30毫升，酱油、盐、料酒各适量，高汤200毫升。

做法：

1.将葱切成葱花，冬笋切成片，然后和冬菇放入沸水锅内焯一下，捞出。

2.将葱花炝锅，再把冬菇和冬笋倒入，加酱油、料酒，翻炒均匀，添入高汤。

3.出锅时，用水淀粉勾芡即可。

营养功效： 此菜香醇味美，营养丰富，能补气益胃、防治感冒。

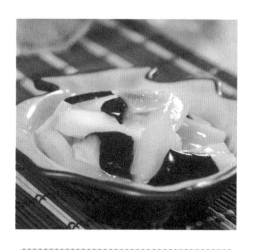

小贴士

选购冬菇以厚身，底部金黄，菇身干爽，硬净和有香味为佳。

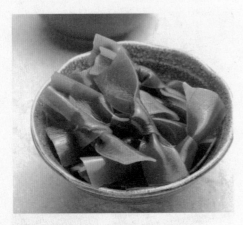

脆爆海带

原料：水发海带150克，面粉25克，水淀粉10克，蒜泥5克，植物油300毫升，麻油、酱油、盐、白糖、醋、料酒各适量。

做法：

1. 水发海带择洗干净，切成块后用面粉挂糊，放入油内炸至外壳黄亮，捞起。

2. 将酱油、盐、白糖、醋、料酒、蒜泥调好的调味汁倒入油锅，烧开后用水淀粉勾芡，倒入海带，翻炒均匀，淋入麻油即可。

营养功效：此菜外脆内嫩，味道浓香，含有丰富的碘、铁等营养素，可有效预防甲状腺肿，促进宝宝智力发育。

小贴士

海带宜选择爽脆色泽光鲜的。

清蒸罗非鱼

原料：罗非鱼600克，辣椒（红、尖）25克，盐、麻油、胡椒粉、料酒、大葱、姜各适量。

做法：

1. 将罗非鱼洗净，取出内脏后，备用。

2. 将鱼放入碗内，加入盐、胡叔粉、料酒腌制5分钟，再上蒸笼蒸10分钟。

3. 将红椒、姜、葱切成丝撒在鱼身上，淋上刚热好的油即可。

营养功效：此菜肉质鲜嫩，清淡适口。可通血脉，补体虚，益气健脾。

小贴士

制作时，可先在鱼身上划几刀，再把姜片插入划开的刀口里面。

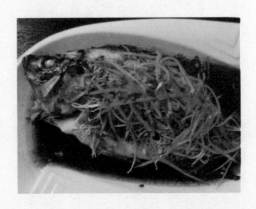

杏仁奶露

原料： 鲜牛奶50克，白糖30克，杏仁霜5克，湿淀粉适量。

做法：

1. 锅洗净置中火上，倒入白开水，加白糖和杏仁霜。

2. 烧沸后，倒入鲜牛奶，再烧至微沸。

3. 用湿淀粉调薄芡，倒入盅内即成。

营养功效： 此饮美味可口，富含蛋白质、炭水化合物、粗纤维、脂肪等微量元素和多种维生素。能润肺定喘，滑肠通便。

小贴士

此饮虽然营养丰富，口感颇佳，但孕妈妈少量食用更有益。

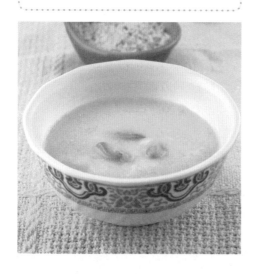

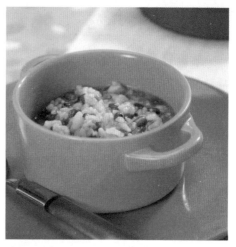

糯米绿豆粥

原料： 糯米250克，绿豆100克，圣女果250克，白糖适量。

做法：

1. 绿豆挑去杂质，淘洗干净，用清水浸泡4小时，圣女果洗净。

2. 糯米淘洗干净，与泡好的绿豆一并放入锅内，加入适量清水，用旺火烧沸后，转微火煮至米粒开花，绿豆软烂，加入圣女果、白糖搅匀，稍煮一会儿即成。

营养功效： 此粥色泽鲜艳，香甜可口，含有丰富的蛋白质、碳水化合物等营养素。能通血脉，养肝脾，助消化。

小贴士

此粥孕妈妈食用可增加食欲，减缓早孕反应症状，宜多食。

鱼头木耳汤

原料：草鱼头约350克，水发木耳、油菜各50克，冬瓜100克，熟猪油100克，料酒25毫升，葱段、姜片各10克，花生油少许，精盐、白糖、胡椒粉各适量。

做法：

1.将鱼头处理干净后抹上精盐，冬瓜切片，油菜片薄片，木耳择洗干净。

2.将猪油放锅内烧热，放入鱼头，煎至两面黄色时，烹入料酒，加盖略焖，加白糖、精盐、葱段、姜片、清水，煮至鱼皮起皱纹时，放入冬瓜、油菜、木耳，出锅时加胡椒粉即可。

营养功效：此菜鲜嫩肥香，补脑，止血。

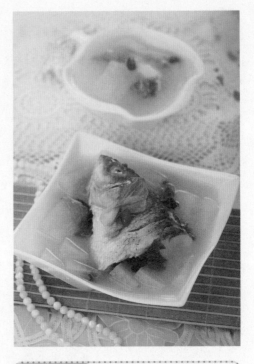

小贴士

优质木耳表面黑而光润，摸上无颗粒感，嘴尝无异味。

腐竹鹌鹑煲

原料：干虾米、豆腐、瘦猪肉、火腿、笋尖、冬菇各、虾子、鸡肉、料酒、酱油、淀粉、葱、姜末各适量。

做法：

1.将豆腐洗净，切成方块；泡好的冬菇切成小片；火腿、笋尖肉等均分别切成片。

2.将姜末虾子放锅中翻炒，再放入豆腐和肉片、鸡片、火腿片、笋片等，并倒入酱油、料酒炒匀，加入肉汤，待烧开后倒入沙锅内，移在文火上煮十余分钟即可。

营养功效：此菜可防治妊娠缺铁性贫血。

小贴士

根据自己的选择替换原料材。

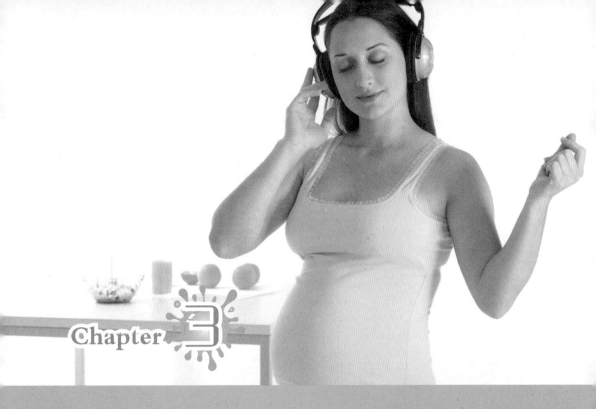

孕育工程进行时
孕中期饮食营养指导

　　孕中期是指怀孕的第4个月至第7个月。孕中期，胎宝宝和孕妈妈都发生了明显变化，胎宝宝各器官系统迅速发育。

　　与此同时，孕妈妈各系统也发生了巨大的变化。子宫的容积随着胎宝宝、胎盘和羊水的增大而扩大，乳腺增生加速，乳房增大。各种营养素的需要量显著增加，大部分孕妈妈的妊娠反应基本消失，食欲得到改善，食量增加。

　　在制定食谱时应注意以下几点：增加热能；摄入足量的蛋白质；保证适宜的脂肪供给；多吃矿物质和微量元素丰富的食物；增加维生素的摄入量，并注意在均衡营养中的碘元素的摄取。

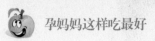

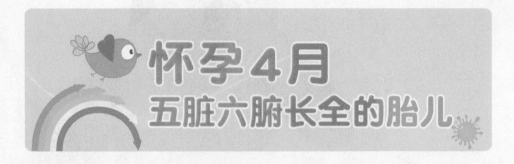

 胎宝宝与孕妈妈

 孕妈妈身体变化档案

　　孕妈妈的肚子明显增大，从外表也能看到其隆起，乳房与臀围都变大了，体重明显增加，皮肤色素加深，基础体温下降，有时会感觉到腰部酸痛。此外，孕妈妈的妊娠反应显著减轻，食欲明显好转。

孕妈妈身体变化档案		
身体变化	体重	增加150~200克
	腹部	小腹发生明显变化，已经隆起
	腿	大腿会有疼痛感，还会出现抽筋的情况
	膀胱	受子宫的挤压加重，孕妈妈出现尿频、尿急加重
	子宫	子宫增大较多，小腹也已经隆起，顶部呈现圆形，并拉长
	乳房	乳房继续增大。乳晕变黑并面积增大
	阴道	阴道分泌物增加
	尿频	尿频有所缓和
妊娠反应		妊娠反应显著减轻，身心舒畅。有的孕妈妈能感觉到胎动

心理状态	本月的孕妈妈妊娠反应减轻了不少，变得更乐观。不过，有的孕妈妈还是会紧张，放不开。原因是多方面的，例如孕期的相关知识不足；时常担心自己在孕期生病；生了孩子后身材会变得难看等。实际上，孕妈妈无论遇到何种情况，都要沉着、冷静，多与准爸爸沟通、协商，寻找解决办法。

特别提示

孕妈妈如果发现内裤上沾有黑色碎血块，应及时去医院诊治。

 胎儿发育成长档案

胎盘已经形成，脐带连接着胎盘与母体，二者的关联比较紧密了，孕妈妈流产的概率小了很多，羊水量从这个月起会大幅增加，胎儿的皮肤形成了，透过皮肤可以清晰地看到血管。胎宝宝虽然有了人的模样了，但孕妈妈还是不能明显地感觉到胎宝宝的变化。

胎儿发育成长档案			
胎重	80～150克	胎长	75～120毫米
五官	头已长成人的模样，颜面已有较清晰的轮廓，出现了一层胎毛，头部的主要骨骼开始形成，鼻孔已成形，外耳伸长了，眼皮可以盖住眼球，听觉系统基本建立，对外界的声音能作出反应		
脏腑	内脏器官基本形成，心脏的搏动更加活跃，肾脏可以排出尿液，肝脏的解毒功能进一步加强，胃功能初步建立		
头部	长出稀疏的头发与眉毛，已形成大脑及小脑，并有储存记忆的地方，脑部神经系统功能更成熟		
胎盘	基本发育成熟		
脊柱	脊柱长得更壮实了		
四肢	双臂双腿的关节已形成，胳膊和腿能进行细微的活动		

胎教在行动 视觉胎教

可对宝宝进行视觉训练，用手电筒对准腹部一亮一熄，每日3次，每次20～30秒，切忌用强光，并严格控制时间。

本月营养与保健

❀ 保障营养，避免饮食偏倚

孕妈妈承担着两个人的营养所需，需要比平时多得多的营养。令人欣慰的是，从这个月起，孕妈妈的胃口逐渐恢复了，食量逐渐增大了，吸收的营养量也增加了。

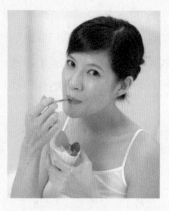

妊娠反应减轻后要合理进食

孕妈妈从本月起妊娠反应明显减轻，食欲也恢复，考虑到前段时间营养摄入不足，想趁这个机会弥补其不足，从而敞开肚皮似的大吃。这种想法是不科学的。

此时胎盘已经形成，胎宝宝开始通过胎盘从母体获取营养和氧气，所需的营养量增加了不少，孕妈妈摄入的量也要相应增加，但是不可过量，否则对宝宝的发育和母亲的体重都不利。

增加粗粮摄入，避免过于精细的食物

要选用质软的晚稻米和质量好的面，适当搭配些杂粮，如玉米、燕麦片、小米等。主粮是母婴营养的重要保证，必须随着胎宝宝的长大而增加；适当吃些粗粮可以使营养更加全面，是主粮的有益补充。

不可贪吃火锅

火锅的味道不错，但火锅有许多不好之处，易上火，吃得太烫，会损伤食道、胃黏膜，长口疮几率也会加倍；半生不熟就吃，会引起消化不良，易得寄生虫疾病；吃火锅时喝冷饮，极易造成胃肠疾病；喝火锅汤底，易导致高血脂、胆石症、口腔溃疡、牙龈炎、痔疮等疾病；牛肉、羊肉中极有可能含有弓形虫，对胎宝宝危害极大。

贴心小语

有的人认为怀孕后吃醋会改变体质，引发流产与畸胎。其实，人体对于外来食物的调适能力很强，要让体质完全酸化或碱化并不件容易的事，适当吃点醋反而能促进食物消化，有益于营养物质的吸收利用。

主打营养素：锌

锌是人类必需营养素，它参与胎儿的正常生长发育，因此锌的摄入非常重要。

动物性食物含锌量大，易于吸收，孕妈妈要想方设法多吃点。

烹饪菜肴时，工序越简单，锌的损失量就越小。富含锌的食物有：各种瘦肉、动物肝、蛋、花生、核桃、杏仁、口蘑、芝麻等。但补锌也不可过量，1973年世界卫生组织推荐的标准是：孕妈妈每日锌的总需要量为2.55～3.0毫克。

加强补钙

本月是宝宝长牙根的时期，孕妈妈加强补钙，让宝宝打下良好而坚固的牙根基础。此时，孕妈妈需要摄入的钙剂量是以前的1倍以上。为了让体内有足够的钙质，孕妈妈除了可以补充钙剂外，主要靠食补，可以食用牛奶或奶制品，豆类及其制品，绿色蔬菜、紫菜、虾等，与此同时要补充鱼肝油，多到户外散步晒太阳，以促进钙的吸收。

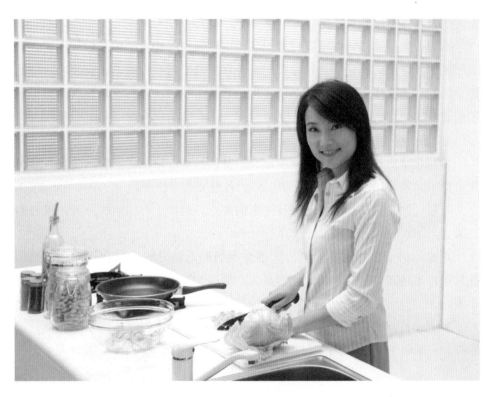

✿ 健康、卫生与休息同等重要

保持良好的个人卫生习惯

身体卫生：本月孕妈妈食量增加，胎宝宝的营养需要也增加，新陈代谢的速度加快，孕妈妈的身体也容易出汗，白带增多，且是白色、稀薄、无异味，容易感染细菌。因此，孕妈妈要勤洗澡，勤换内裤。

内裤选择：内裤宜选用纯棉的，其优点是质柔、舒适、零污染，并坚持每天换洗，还要避免使用刺激性强的皂液。这样对于外阴保持清洁、护理是很有利的。

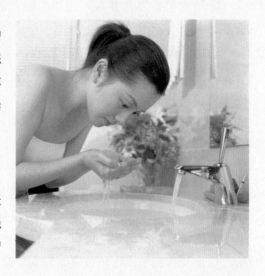

头发干净整洁：常洗头，保持干净亮洁，洗头时不宜使用染发水，梳好头发，头发剪得不短不长，给自己一个舒畅、愉悦的心情。

口腔卫生：孕妈妈要重视口腔卫生，定期做口腔检查，以防口腔疾病。养成早晚刷牙，饭后刷牙的良好习惯，避免食物残渣留在口腔内。有恶心、孕吐的孕妈妈，更要注意清洁口腔，可常用小苏打水漱口，以抑制口腔细菌。牙刷要选软毛的，且刷时不可用力过度。

保持正确的卧姿、站姿、走姿

本月起孕妈妈的腹部增大速度加快，身体的重心发生了一定的变化。受孕激素影响，关节韧带松弛。所以孕妈妈的各种姿态需注意。

站姿：站立时双脚放松，保持平衡的姿态。两腿平行，双脚分开，重心落在脚心，站立时间不宜过长。

走姿：由于身体重心前移，大部分孕妈妈走路时的上身会往后倾，腰部往前倾，走路时会有些不便，也容易累。所以孕妈妈走路时不可走快，更不可小跑。

卧姿：前3个月因胎宝宝比较小，孕妈妈可以仰卧。但是到了第四个月及后期，应采取侧卧位休息或睡眠，最好采取左侧卧位。

休息宜动静结合

有的孕妈妈怀孕后特别紧张，尤其是曾经有过流产、早产、死胎等不良生育史的，因为担心再次发生意外，特意将活动量减少，要么坐着，要么躺着，甚至连翻身都小心翼翼的。这样做并不能从根本上避免问题的发生，弄不好，还会带来不良后果，因为活动量过少，会使腹壁等部位的肌肉松弛无力，影响分娩。那么，孕妈妈应该怎样休息呢？

通常，孕妈妈比普通人更容易产生疲乏感，干活容易累，休息时间要比普通人多。每晚要睡足8～9个小时，午睡要保证1个小时。工作的持续时间宜短，以2小时为单位休息1次，休息次数要多，不要等到自己感觉疲乏时才休息，同时要与单位协商，不安排值夜班。

孕妈妈的休息应该以静为主，但要动静结合，宜小动，不宜大动。如散步、弹琴、养花种草等都有益于身心，还可培养有益的业余爱好。

看电视是当今人们休息的主要方式之一。孕妈妈看电视的时间1次不宜超过2小时，坐姿要正确，并与电视机保持2米以上的距离。电视内容应以轻松的喜剧片、风光片和美术片为

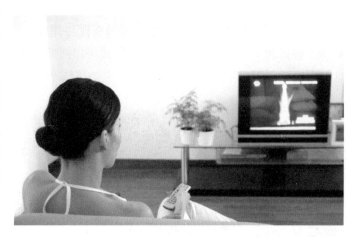

主，不可观看场面惊险的武打片和侦探片，更不要看悲剧片。

✳ 孕育知识小链接　　**孕妈妈为什么不宜喝长时间熬制的骨头汤？**

不少孕孕妈妈爱喝骨头汤，而且认为熬汤的时间越长越好，不但味道更好，对滋补身体也更为有效。其实这种看法是错误的。

动物骨骼中所含的钙质是不易分解的，不论多高的温度，也不能将骨骼内的钙质溶化，反而会破坏骨头中的蛋白质。因此，熬骨头汤的时间过长，不但无益，反而有害。肉类脂肪含量高，而骨头上总会带点肉，因此熬的时间长了，熬出的汤中脂肪含量也会很高。

准爸爸应知

🌼 准爸爸要学会体贴，关心孕妈妈

本月孕妈妈的胃口好转，胎宝宝也进入快速发育旺盛期，准爸爸力争烹饪技艺更上一层楼，为孕妈妈做营养丰富且具食欲的佳肴，提醒妻子不要吃咸、辛、冷的食物。

孕妈妈的阴道分泌物增加，容易引发阴道炎，需经常洗浴及勤换内衣，准爸爸要勤帮助孕妈妈进行清洗。

不要因看到妻子的早孕反应减轻就恢复以往的一些生活嗜好，如经常外出应酬、打麻将或喝酒等，这样容易使夫妻间发生口角，不利于胎宝宝的发育。

🌼 与孕妈妈一起进行胎教

准爸爸参与胎教能让孕妈妈感受到重视与疼爱，胎宝宝也能获得愉快的心情，使得胎宝宝日后成为一个活泼的孩子。因此，准爸爸每天对胎宝宝说说话、唱唱歌，可以增进与孕妈妈与胎宝宝的感情交流。

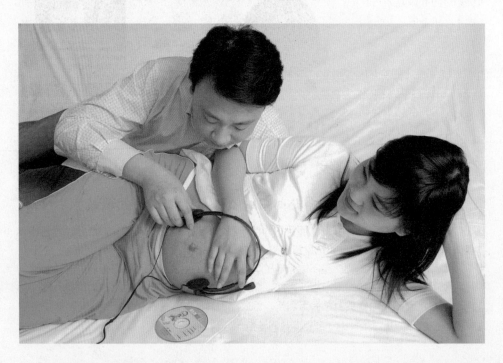

多承担力气活

如弯腰提重物、高处取东西、打扫门窗等，多承担力气活和日常家务。当然有些轻便活也要准爸爸承担，如孕妈妈的鞋带松了，需要重系等。

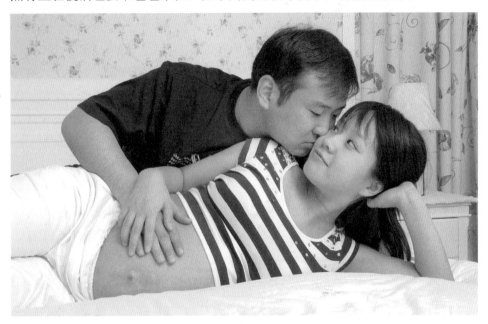

适度的性生活

本月，胎盘的发育基本完成，流产的概率大大降低，妊娠反应明显减轻，阴道分泌物开始增多，孕妈妈的食欲开始好转达，情绪大有改变，因而可进行适度的性生活。经研究证实，孕中期适度性生活，既可以使孕妈妈的身心达到最佳状态，又有利于腹中宝宝的成长发育，可以说是一次成功的胎教。

但要注意，性生活不宜频繁，以一周一次比较合适，并且要注意性生活的体位和时间，避免造成对胎宝宝的影响。如果次数过多，用力过大，有可能引起胎膜、脐带早破和脱落，发生流产，甚至造成胎宝宝死亡；也可能使子宫腔感染、严重感染可使胎宝宝死亡，轻度感染也会影响胎宝宝的智力发育。

另外，性生活前要排尽尿液、清洁外阴和男性外生殖器，选择不压迫孕妈妈腹部的性交姿势，动作要轻柔，不粗暴，插入不宜过深，频率不宜过快，不要频繁变换体位，每次性交时间最好不超过10分钟，以防引起上行性泌尿系统感染和宫腔内感染。

本月推荐营养餐

鸡肝豆苗汤

原料：鸡肝2个，豌豆苗50克，鸡汤250克，盐、料酒各适量，胡椒粉少许。

做法：

1. 鸡肝洗净切成薄片，加料酒、水浸泡2分钟；豌豆苗洗净氽一下捞出。

2. 锅内加入鸡汤烧开，下入鸡肝，煮至嫩熟捞出，再向剩汤中加入盐、胡椒粉调味。

3. 将豌豆苗放入盛鸡肝的碗中，倒入鸡汤即可。

营养功效：此菜营养丰富，适合孕妇食用。

小贴士

制作时，摘去附在鸡肝上的苦胆。

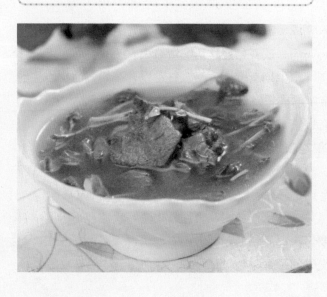

珍珠菜花

原料：菜花400克，玉米（鲜）100克，猪油（炼制）50克，淀粉（玉米）、盐、姜汁、葱汁各适量。

做法：

1. 将菜花洗净掰成小朵，用开水烫至六成熟，然后用清水投凉，控净水。

2. 将菜花放油锅内炒几下，再放盐和玉米粒、鲜汤、葱姜汁、花椒水，待汤汁沸，用淀粉勾芡，淋猪油，装盘。

营养功效：此菜色泽艳丽，滋味鲜美。可健脑壮骨，补脾和胃。

小贴士

制作花椒水时，以1两花椒6斤水的比例，浸泡一晚即可。

荷香蒸鸭

原料：净填鸭1只，荷叶1张，姜片、葱花、冬菇、料酒、生抽、生粉、盐、胡椒粉各适量。

做法：

1. 鸭子剖膛清洗干净，斩成件，下沸水焯一下；冬菇切成片。

2. 将鸭块、冬菇、姜片、葱花放在大碗内，加入盐、料酒、生抽、生粉、胡椒粉抖匀，装入铺有荷叶的蒸笼中，蒸约15分钟即可。

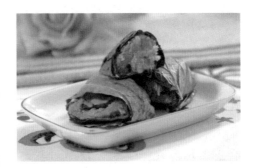

营养功效：此菜营养丰富，可大补虚劳，清肺解热，消除水肿。

> **小贴士**
>
> 鸭肉营养丰富，适宜夏秋食用。

白萝卜三鲜汤

原料：白萝卜100克，虾仁50克，茶树菇30克，红枣6个，姜1块，淀粉、料酒、盐各少许，香菜适量。

做法：

1. 白萝卜洗净切片；茶树菇洗净切段；红枣洗净去核；姜洗净切片。

2. 锅内加水适量，烧开，下入茶树菇、红枣和姜，稍煮再下入白萝卜。

3. 萝卜熟透后，下入虾仁，煮开后加入姜块、淀粉、料酒、盐，香菜即可。

营养功效：此汤汁白汤清，鲜香可口，可解毒，化痰，通便。

> **小贴士**
>
> "冬吃萝卜夏吃姜"，拿白萝卜做主汤料，可滋补身体。

百合蒸南瓜

原料：老南瓜600克，鲜百合150克，冰糖、湿淀粉各适量。

做法：

1. 老南瓜洗净去表皮后切长条，百合洗净，一同放入碗内，加入适量冰糖放到蒸笼中蒸20分钟。

2. 将蒸好的百合、南瓜翻扣在碟内，沥出冰糖汁水勾芡浇到南瓜表面即可。

营养功效：此菜味道鲜美，口味甜润，能润肺止咳，养阴消热，清心安神。

> **小贴士**
>
> 百合为药食兼优的滋补佳品，宜于秋季食用。

甘蔗苹果汁

原料： 甘蔗150克，苹果300克，香菜茸少许。

做法：

洗净甘蔗、苹果，连皮放入果汁机中榨取其汁，倒入杯中，再撒入香菜茸即可。

营养功效： 此汁酸甜适口。甘蔗含糖量最为丰富，含铁量在各种水果中，雄踞"冠军"宝座，可健胃，除烦。

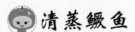

每日饮2~3杯，连饮3日。

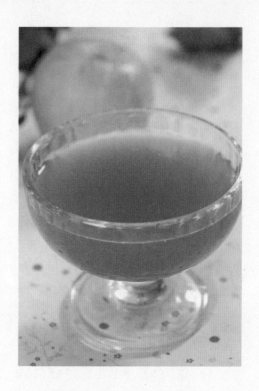

清蒸鳜鱼

原料： 鳜鱼，火腿，香菇，盐、料酒、大葱、姜、醋、油各适量。

做法：

1.将鱼处理干净，用热水氽一下，加入料酒和盐腌制；火腿切成片，葱段末，姜切片，香菜切末，香菇一分为二。

2.将葱末、姜末爆香并淋在鱼身上。

3.香菇氽汤后与火腿一同摆在鱼身上，葱段、姜片摆在最上面，加入盐、料酒和汤，上笼蒸15分钟即可。

营养功效： 此菜口味清淡，鱼味鲜嫩。可健脾，开胃，补气血。

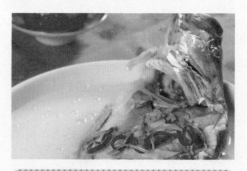

小贴士

孕妈妈怀孕中期常吃此菜，可防止蛋白质的缺乏。

炒素蟹粉

原料: 水发冬菇15克,熟红萝卜、熟鲜笋各20克,熟土豆250克,绿叶菜少许,生油、白糖、精盐、米醋、姜末各适量。

做法:

1.把熟土豆、红萝卜去皮碾压成泥;鲜笋切细;绿叶菜和水发冬菇切成丝。

2.将土豆、红萝卜泥煸炒,再放绿叶菜和冬菇、鲜笋同炒,并加精盐、白糖、姜末稍炒,最后淋少许米醋,起锅。

营养功效: 此菜含有多种微量元素,具有延缓衰老、健脾开胃的功效。

> **小贴士**
>
> 此菜除要求旺火和热锅热油之外,注意汁浓味厚,不可勾芡。

黑米红枣粥

原料: 红枣数个,黑米500克,枸杞子少许,白糖150克。

做法:

1.红枣、枸杞子均洗净,黑米淘洗干净。

2.锅置火上,倒入3杯清水烧开,放入黑米,先以旺火煮沸,加入红枣,再转文火熬煮成粥,再加入枸杞子煮约5分钟,用白糖调味即可。

营养功效: 此粥清香油亮、软糯适口。黑米含有大米所缺乏的维生素C、叶绿素等营养成分,具有滋阴补肾、益气强身、明目活血的作用。

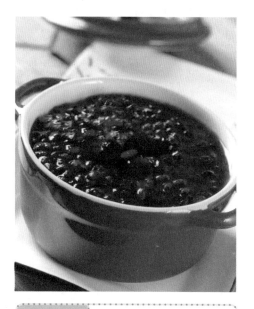

> **小贴士**
>
> 黑米不容易煮烂,食用加入5~7倍的温热水浸泡一晚。

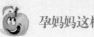

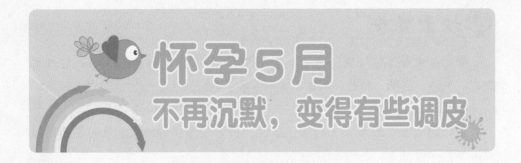

怀孕5月
不再沉默，变得有些调皮

 胎宝宝与孕妈妈

 孕妈妈身体变化档案

　　孕妈妈的体重增加了不少，臀围变大，变得丰满、浑圆，皮下脂肪增厚，面部呈现光泽，小腿会有浮肿出现，会感觉腰酸背痛。由于子宫的挤压，孕妈妈会有胃内积食的不消化感。这是一个安详、食欲旺盛、心态平稳的月份。本月孕妈妈可感觉到胎动越来越频繁。

孕妈妈身体变化档案		
身体变化	体重	从怀孕至现在增加约2000克，有的更多些
	腹部	外人一看就知怀宝宝啦，腹部皮肤瘙痒敏感
	膀胱	膀胱受挤压程度明显减轻，尿频、尿急现象基本消失
	子宫	子宫底的高度15～18厘米
	乳房	乳房丰满，有的孕妈妈能挤出透明、黏稠、颜色像水又微白的液体
	阴道	出汗多、白带多，所以要经常换内裤
	胃	胃中胀满不适
心理状态		身心状态良好，比较稳定。不过，胎宝宝长大了不少，心脏、肾脏、肝脏等重要器官都开始运作了，给孕妈妈也带来不少异常情况，这些都是正常的，若孕妈妈之前有高血压综合征、贫血等，容易出现意外情况，孕妈妈平时细心观察自己。但也不能过于担心，如有不适，可到医院诊治，根据医生的建议，在生活上做好调理事宜即可

特别提示

尽管正处在食欲旺盛的时期，也千万不要暴饮暴食，规律饮食，要特别注意钙的摄取。

✤ 胎儿发育成长档案

此时，胎宝宝的骨骼和肌肉结实多了，会吞咽羊水，骨骼还比较柔软，头的直径已达4厘米，大小像鸡蛋，头身比1∶4～1∶5。胎宝宝会打嗝了，能感受着妈妈身心的变化，但大脑的机能尚不成熟，还不能起指挥作用。

胎儿发育成长档案			
胎重	250～300克	胎长	240～250毫米
五官	眼、口、鼻基本形成，外耳也完全成形了，内耳尚不成熟，但"蜗牛壳"已经形成。不过，胎宝宝可以听到子宫外的声音，牙床已有雏形，头发、眉毛稀疏形成		
脏腑	心跳速度比前一个月有所下降，120～160次/分钟，心肺功能已经增强，并开始工作		
神经系统	神经系统更发达了，已有了部分感觉。神经元数量的增速减缓，相互间的关联加强，并分成各个不同的感官，味觉、嗅觉、听觉、触觉在大脑中有了反射。大脑与神经的联系加强了		
胎动	敏感的孕妈妈可以感觉到胎宝宝的轻微活动		
四肢	手指甲、脚趾甲已经长出，胳膊、腿的活动更强		

胎教在行动　刺激胎教

孕妈妈在胎宝宝活动的地方轻柔地拍拍。宝宝再次活动时，孕妈妈在距离刚才不远的地方再轻拍几下，可以很好地训练宝宝的敏捷性。

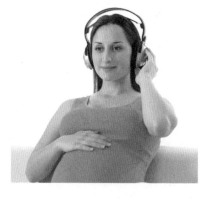

本月营养与保健

　## 充足摄入营养，保障孕妈妈不发胖

营养足够且不过剩

这个月胎宝宝生长发育迅速，需要的营养增多，母体容量增加到原来140%，急需制造血红蛋白的铁元素和蛋白质。胎宝宝每天平均要增加10克蛋白质，因此，孕妈妈的各种营养素需要多少应按孕妈妈的身体状况和活动做出安排。

孕妈妈在孕中期每次可进餐4～5次，每次量要适度，不要吃得过多，以免造成营养过剩。

孕早期由于妊娠反应剧烈，孕妈妈胃口差进食少，随着妊娠反应的减轻，孕妈妈食欲增加，又由于孕期身体内许多分泌激素的分泌和新陈代谢发生了变化，使体内脂肪积聚，导致孕妈妈肥胖。传统观念认为，怀孕后多吃鱼、肉、荤腥油腻食品多就是营养好，因而造成脂肪摄入过量，体重增加过快，这种观点是不科学的。

怀孕后，孕妈妈的饮食会影响腹中的宝宝，总是大吃大喝而易造成营养过剩，过多摄入脂肪、蛋白质和碳水化合物等饮食以为是营养充足，其实这些食物摄入过多影响维生素及矿物质的摄入和吸收，导致孕妈妈缺铁、缺钙、缺维生素，出现牙龈出血，全身肥胖和骨质软化。

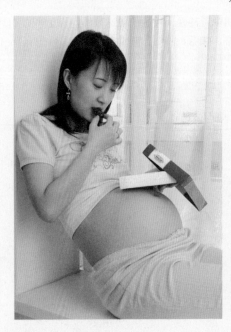

孕期既要保证母子营养充足，又要防止孕妈妈发生肥胖，孕妈妈全面吸收各种必需的营养成分，满足能量的需要。整个孕期，孕妈妈体重应比怀孕前增加10～12千克。其中胎盘、羊水、胎儿共占5～6千克，孕妈妈的腰腹部增加的重量、乳房增大的重量及血液循环增多共占5～6千克。

在孕中期密切观察体重，一般每周体重增加不超过500克，若超过500克需要控制体重，采取食物控制法，但必须兼顾胎宝宝发育所需的营养。主要节制食物中的碳水化合物及动物脂肪。孕妈妈的体重变化是观察孕妈妈身体状况的标准，为了安全度过孕期，孕妈妈要注意体重变化，避免孕期肥胖。

吃水果也要适度

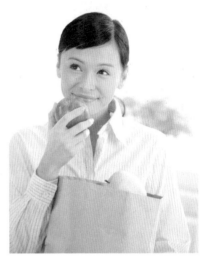

许多人认为，水果中富含纤维和维生素，不仅对孕妈妈有益，而且可使胎宝宝皮肤好，认为孕妈妈吃水果多多益善。但是，水果对孕妈妈和胎宝宝都有益是没错，却也不能没有节制地食用，因为水果除富含维生素外，还含有大量的水和糖类，一个150～200克的苹果，就能产生418～502千焦的热量，相当于60～80克的米饭。果糖、葡萄糖等可在体内转化为脂肪，使孕妈妈体重增加。因此，孕妈妈每天食用水果200～250克就可以了。

孕妈妈每日要饮水1～1.5升。可以喝牛奶，奶中含有丰富的矿物质和蛋白质，对母子都非常适宜。体胖的孕妈妈可喝脱脂奶。如果喝奶后出现腹胀、腹痛、腹泻等症状，可喝酸奶或脱脂酸奶。酸奶对肠道中的有害微生物的繁殖起抑制作用，对孕妈妈比较适宜。孕妈妈若有饮茶的习惯，宜喝淡茶。

本月孕妈妈在营养方面要注意以下几个问题：

①盐分摄入要减少。

②适当控制饮食，不可盲目追求高营养。

③不宜多食酸性食物。

④少喝茶且要喝淡茶。

贴心小语

孕妈妈可以吃芒果吗？从中医角度来说，芒果具有清热生津、解渴利尿、益胃止呕等作用，对孕吐、肠胃不适等有帮助，因此孕妈妈可用芒果煎水，代茶饮，缓解妊娠带来的一些不适现象。

健康护理，让孕妈妈孕期更好过

做好乳房护理

到这个月为止，孕妈妈的乳房增大了不少，这为哺育宝宝做好了充分准备。此时，乳房的护理也至关重要。若忽视了乳房的护理，乳房内的组织会变松弛，发育会出现异常，从而造成缺乳，甚至无乳现象。每天必须戴好胸罩，胸罩宜选用宽松的，以利于血液循环；每晚用手轻柔地按摩乳房，促进乳腺的发育；一天三次清洗乳头；若乳房有胀痛的情况，可用热毛巾敷一敷；若孕妈妈的乳头有内陷或不够突出，这会给宝宝以后吸奶带来不便，孕妈妈可以在医生的指导下，改变这一状况。

选好运动项目

散步：散步可以促进血液循环，呼吸新鲜空气，尤其是早晨，还能使孕妈妈紧张的身心放松，变得愉快。

练太极拳或瑜伽：该项运动以20分钟为宜，可增强心肺和消化功能，锻炼肌肉，以促进健康和保持充沛精力。

孕妈妈夏季注意事项

夏季，天气炎热，温度高，孕妈妈出汗多，容易心烦易燥，此时特别需要做好保健事宜。

降低室内温度：夏季，室内温度宜保持25℃左右，湿度在50%左右。注意室内通风，尽量少开空调，风扇也不可直吹，可对着墙吹，利用回风。

勤洗澡勤换衣：每日洗澡要注意水温，采取淋浴。

选好衣服：夏季衣服要讲究，最好穿棉衣，宽大些，通气性好，不穿紧身衣裤和高跟鞋。

想方设法提高食欲：夏季常常让人食欲不振，孕妈妈多吃点清凉爽口的食物，忌吃辛辣食物。多喝温开水，避免喝冷饮。注意饮食卫生，不吃变质食物及剩饭剩菜，不吃小摊小贩的食物。孕妈妈可自制或请家人制作一些清凉解暑的饮品。

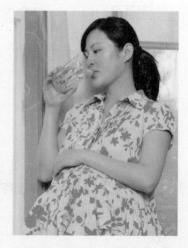

❋ 做好第二次孕检

　　孕5月末，孕妈妈要到医院进行第二次孕检，出门检查一下需要带的东西是否备齐。检查前，要回顾这段时间以来的情况，如是否有头痛、眼花、浮肿、阴道出血、孕吐等不适情况，将这些不适情况告诉医生。

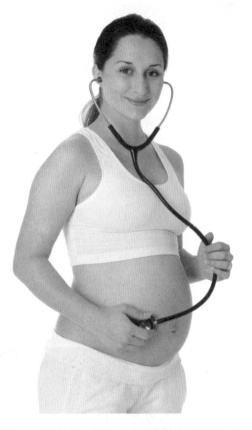

　　本月需要检查的项目有：身高、体重、腹围、子宫底高、基础血色素、血压、尿常规、胎心音、唐氏筛查、骨盆外测量等。

　　身高、体重的测量主要是检测是否在正常范围内；腹围、子宫底高的检测能表明胎宝宝的健康状况；血压的测量主要防止妊娠高血压；尿常规为了检查尿中的糖和蛋白质含量，有助于对糖尿病和妊娠高血压综合征的早期发现与治疗。骨盆外测量主要判断分娩的方式；听胎心音：医生通过听胎心音可以知道胎宝宝发育的情况是否正常；测血素就是测是否贫血。若有贫血可多吃含铁丰富的食物，如猪肝、红枣、红小豆等，或遵医嘱补充一些补铁保健品；唐氏筛查没有不良反应，能缩小羊水检查的范围，也不会遗漏可能怀有唐氏儿的孕妈妈，因此很有必要做，以便防患于未然。

❋ 孕育知识小链接　　冬季孕妈妈泡脚方略

　　1.放点生姜片、花椒。冬季，在热水中加入生姜片、花椒等辅料，对祛风散寒的效果较好。

　　2.不适合人群。热水泡脚并不是人人适用。比如，患有脚气的人，病情严重到起泡时，就不宜热水泡脚，因为这样很容易造成伤口感染。

　　3.二十分钟最佳。一般来说，每日临睡前泡脚20分钟为佳，最好不要超过半个小时。

准爸爸应知

 与孕妈妈一起做胎教

胎宝宝器官已经完善并迅速发育，功能日渐成熟，可对各种外界刺激做出反应，此时是胎教良机。因此，与孕妈妈一起进行胎教是合格准爸爸的必做功课。

你经常抽出时间坐在孕妈妈身旁，给胎宝宝念童话故事或聊聊天，胎宝宝会逐渐对你熟悉起来，同时你温柔地摸摸妻子的肚子与胎宝宝进行一下情感交流，可促进胎宝宝的各种感官和大脑发育。

实践证明，你和孕妈妈经常与胎宝宝对话，进行语言交流，能促进胎宝宝出生后的语言及智能发育。专家们提出，早期教育应从胎儿期开始，你和孕妈妈每天要定时刺激胎宝宝，每天1～2次。随着孕期的增加，语言胎教时间可以适当延长和增加次数，把最开心的事情告诉胎宝宝。经过语言胎教的胎宝宝，出生后，语言能力发展较快。

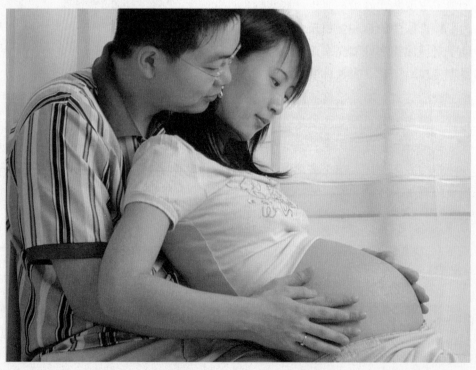

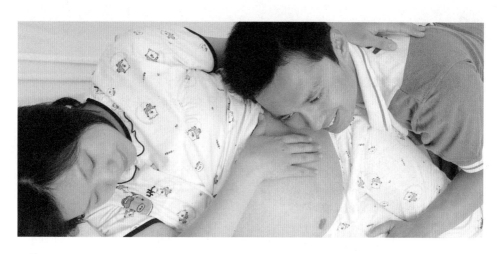

在孕妈妈面前表现出责任感

胎宝宝一天天长大，你要围绕胎宝宝多和孕妈妈聊聊天，范围可以广泛，如怎样养育宝宝，男孩儿起什么名字，女孩儿起什么名字，如何教育宝宝，期望孩子成为一个什么样的人等。这样可以让孕妈妈感觉到，你是她的坚强支柱，你是很爱她的，你已经把她和孩子看成是一个密不可分的三位一体，让她得到宽慰，让她安心而幸福地孕育孩子。

帮助孕妈妈避免"烧心"感

孕妈妈有"烧心"感时，准爸爸可在孕妈妈睡眠时将头部床脚下垫高15～20厘米，形成一定的坡度以抬高上身，这样可以有效减少胃液反流。必须注意，不可采用垫高枕头的办法，因为这个办法不可能使整个上身抬高角度，会使孕妈妈睡觉感觉特别累。

为孕妈妈做好保健监护

听胎心、数胎动、量体重等，也许你会认为这主要是孕妈妈的事情，作为准爸爸帮不上忙的。其实不然，这些事情你不仅可以做，也是应该做的。你可以俯在孕妈妈的肚皮旁，用耳听，用心听，用手抚摸，完全可以了解胎宝宝的发育情况，及时发现异常现象。这也是准爸爸对孕妈妈的一份关爱，她也会因此感到幸福，有助于孕妈妈放松自己，保持愉悦的心情。当然，这需要你学习并掌握一些孕产知识。

本月推荐营养餐

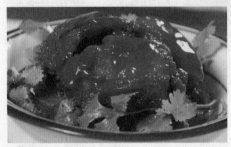

春笋烧兔

原料：新鲜兔肉500克，葱段20克，姜20克，净春笋500克，酱油20毫升，水淀粉50克，肉汤1000毫升，精盐2克，豆瓣酱适量，花生油60毫升。

做法：

1.将兔肉洗净，切成3厘米大小的块；春笋切滚刀块。

2.旺火烧锅，放花生油烧至六成热，下兔肉块炒干水分，再下豆瓣酱同炒，至油呈红色时下酱油、精盐、葱、姜、肉汤一起焖，约30分钟后加入春笋。待兔肉焖至软烂时放水淀粉，收浓汁起锅即可。

营养功效：此菜色红油亮，肉酥味鲜。可补充身体所需营养成分。

小贴士

制作此菜时，可以先将兔肉煮熟，然后再炒。

珊瑚白菜

原料：圆白菜500克，水发香菇50克，青椒、冬笋各25克，白糖、红油、醋、盐、葱丝、姜丝、植物油各适量。

做法：

1.将青椒、香菇、冬笋、圆白菜分别洗净，切丝，焯水，过凉，备用。

2.将葱丝、姜丝煸香，放入青椒丝、香菇丝、冬笋丝煸炒，加入白糖、醋、盐炒匀，盛出备用。

3.将圆白菜放盘中，加盐、醋、白糖浇上红油，放上青椒丝、香菇丝、冬笋丝即可。

营养功效：此菜清凉，味美爽口，可开胃消食、助消化、清热。

小贴士

圆白菜以球坚实、包裹紧密、色泽黄白、青白者为好。

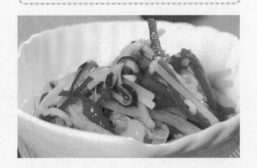

鸡肝枸杞汤

原料： 鸡肝100克，熟笋50克，菠菜50克，枸杞子30粒，大料1个，鸡汤500毫升，姜汁、藕粉、料酒、胡椒粉适量。

做法：

1. 将鸡肝切成块，放入煮滚的鸡汤内，放入姜汁，片刻后捞起，便可除去腥味。

2. 熟笋切成薄片，菠菜用加盐的滚汤烫至青色时捞起，切成段。

3. 将枸杞子和大料放入汤内，煮30分钟，然后加入鸡肝和笋片同煮；煮片刻后加入盐调味，使藕粉与之成胶粘，并加少许料酒，最后加入菠菜和适量胡椒粉。

营养功效： 此汤味道鲜美，含有丰富的维生素A、维生素B、尼克酸、铁等多种营养素。可补肝益肾，安胎，止血补血。

小贴士

烹调时间不能太短。

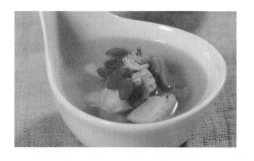

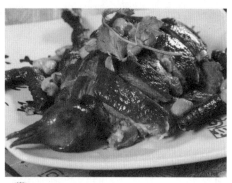

香酥鸡

原料： 鸡1只，生菜适量，葱50克，甜面酱25克，椒盐15克，猪油1000克，酱油、料酒、姜、盐各适量，大料、花椒少许。

做法：

1. 将鸡处理干净，放入盘内加酱油、料酒、葱、大料、姜、花椒上蒸笼3小时，至肉烂脱骨即可。

2. 姜葱切成条，码放在盘两端。将生菜条放在两端，甜面酱、椒盐也如此摆放。

3. 将鸡下锅炸至外焦里嫩、呈深黄色倒入漏勺。把油控净，放在盘中即可。

营养功效： 该菜肴鲜嫩焦脆，酥烂脱骨，对调节乏力疲劳、贫血、虚弱等有效。

小贴士

配合主食和蔬菜食用，可以达到平衡营养的目的。

花生猪脚

原料： 猪脚2个，花生250克，盐、葱、蒜、姜、冰糖、酱油、蚝油、番茄酱各适量。

做法：

1. 猪脚斩成块状，煮10分钟捞出；花生加盐泡3小时；香葱挽结，蒜、老姜切片。

2. 冰糖熬制至金黄色放猪脚进去，使猪脚裹上糖色后倒入花生、葱结、蒜片、姜片、酱油、蚝油和番茄酱熬煮，熟时起锅装盘即可。

营养功效： 此菜色泽红亮，猪脚香烂。含有人体必须的氨基酸，可促进胎宝宝脑细胞发育。

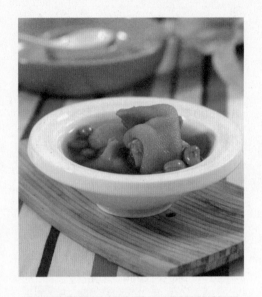

小贴士

花生霉变后含有大量致癌物质——黄曲霉素，千万不要吃。

泥鳅钻豆腐

原料： 小泥鳅200克，豆腐500克，香葱、姜、胡椒粉、盐各适量。

做法：

1. 香葱洗净切段；姜洗净拍松；泥鳅静养几天后洗净。

2. 锅置火上，开小火放入冷水，将豆腐放在锅中间，把泥鳅放在周围，待锅中的水慢慢加热，让泥鳅往豆腐里钻。

3. 在泥鳅全部钻进豆腐后，将豆腐取出，放在汤碗中，灌上高汤，放入盐、胡椒粉、姜、葱，蒸15分钟即可。

营养功效： 此菜鲜嫩爽滑，咸鲜适口。可补中益气，益肾助阳，祛湿止泻。

小贴士

制作时，可把活泥鳅放在水盆中，滴几滴菜油让其吐尽肠内脏物。

韭菜海参粥

原料：大米100克，韭菜、海参各60克，食盐适量。

做法：

1. 韭菜洗净切碎；海参浸泡片刻，洗净切丁；大米洗净，浸泡30分钟。

2. 锅内注入适量清水，加入韭菜、海参、大米同煮。

3. 粥成时加盐调味即可。

营养功效：米粥绵香，风味清淡。海参富含蛋白质、矿物质、维生素等50多种天然活性物质。此菜可为宝宝大脑和神经系统的发育提供丰富的脑黄金物质，有效避免婴儿先天性疾病的发生。

小贴士

潮湿海参容易变质且货不抵价，因此购买时应以干者为佳。

黄瓜木耳汤

原料：大黄瓜1个，木耳15克，盐、麻油、油、酱油各适量。

做法：

1. 将黄瓜去皮，去瓤切厚块；木耳泡发。

2. 油爆木耳，再加适量水和少许酱油烧滚，然后倒入黄瓜，略滚一下再以盐、麻油调味即成。

营养功效：此汤入口润滑，营养丰富，含有多种维生素及矿物质，可益气，润肺，补脑，活血。

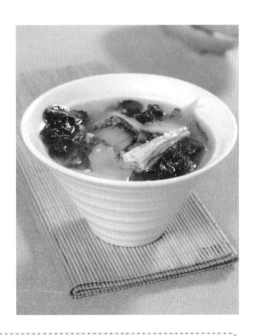

小贴士

在温水中放入木耳，如果放入盐，就可让泡软速度加速。

田园小炒

原料： 西芹，鲜蘑菇、鲜草菇各50克，胡萝卜、小西红柿、料酒、盐少许。

做法：

1. 将西芹切段；鲜蘑菇、鲜草菇、小西红柿切成小片；胡萝卜切成细丝。

2. 将芹菜段、胡萝卜丁、蘑菇片、草菇片翻炒。烹入料酒，加入盐，加入小西红柿片，翻炒均匀即可。

营养功效： 此菜色泽鲜艳，可补充维生素。

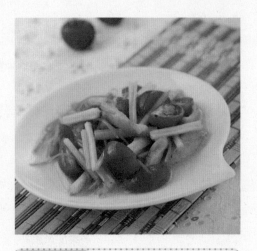

小贴士

制作时，水不要加得过多，以免失去菜味。

蚝油生菜

原料： 生菜500克，大蒜5瓣，熟猪油、蚝油、酱油、白糖、料酒、胡椒粉、麻油各适量。

做法：

1. 将生菜洗净；大蒜去皮剁成细粒。

2. 将生菜叶煸炒至软，捞出控净水分，码在盘内。

3. 锅内放少许熟猪油，复置火上烧热，放入蒜末和蚝油炒出香味，加上酱油、白糖、料酒和胡椒粉炒至浓稠状，淋上麻油，出锅淋在炒好的生菜叶上面即可。

营养功效： 此菜脆嫩爽口，解油腻。生菜中含有甘露醇等有效成分，有利尿和促进血液循环的作用。

小贴士

无论是炒还是煮生菜，时间都不要太长，这样可以保持生菜脆嫩。

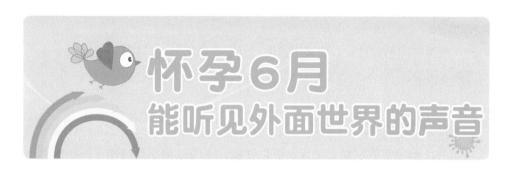

 胎宝宝与孕妈妈

❀ 孕妈妈身体变化档案

　　身体由于对增大的子宫不习惯而容易倾倒，走路时要小心翼翼。下腹部隆起更为突出，腰部明显增粗，睡眠姿势再也不能随心所欲了。几乎所有的妈妈都能感觉到胎宝宝的活动，并能明确其位置。

孕妈妈身体变化档案		
身体变化	体重	约以每周250克速度增长
	腹部	腹部显著隆起，腰围变粗了
	腿部	静脉曲张，有时会感觉到很疼痛，比较沉重，走路很不自然，还会表现出抽筋发麻
	阴道	分泌物增多，呈白色糊状
	水肿	双腿出现足、背及内、外踝部水肿，下午和晚上更重，早晨的症状更轻
	血色	大多数孕妈妈会有贫血症状，脸部、手部、腿部的血色不够润
心理状态		孕妈妈的身体越来越笨重，其情绪也开始烦躁不安。这主要是来自身体的变化及所带来的不适导致的。另外，一些爱美而爱撒娇的孕妈妈对臃肿的形体变化，也会产生烦躁。 面对这一现象，孕妈妈要以积极、乐观、平和的心态来对待，这些都是正常的生理变化，产后一般都可恢复。孕妈妈若感觉没有异常情况，可以给宝宝织毛衣，既能让自己的身心得到舒缓，也能活动筋骨，还能时不时地感觉到胎宝宝的活动，体验做妈妈的幸福感

洗澡时间不宜过长，要采用淋浴，且不要锁浴室门，以利于发生意外时可寻求帮助。

胎儿发育成长档案

　　本月，胎宝宝的皮肤会比以前更以红润，不像以前那样透明了。脸形更清晰，已十足是人的模样，骨骼更结实，头发更长，眉毛及睫毛开始长出。胎宝宝身长约30厘米，体重约600～700克。胎宝宝在孕妈妈体内很活泼。另外，脑部发育迅速，能听到体外的声音。

胎儿发育成长档案			
胎重	600～700克	胎长	250～280毫米
五官	眼睑和眉毛清晰可见，外耳、中耳、内耳基本成形，牙齿开始发育，鼻子发育成形，两眼间的距离与正常人一样，头有成人的三分之一重。视网膜已经形成，具有微弱的视觉能力		
脏腑	胃肠开始会吸收羊水，肺中的血管已经形成，呼吸系统初步建立，肾脏能排出少许尿液，脾脏发展速度较快		
听觉	听觉系统已经建立，能听到孕妈妈心跳的声音、胃脏里食物消化的声音，对外界传来的声音会有本能的反应		
胎动	胎宝宝在子宫里自由地变换方向旋转，有时会做抬头和低头的动作。动作更频繁，孕妈妈能时常觉察到。若胎宝宝受到外界的刺激，会猛踢子宫壁		
四肢	四肢能在羊水中活动自如，并激荡着羊水。胎宝宝还会将手放进嘴里吮吸，弯曲手臂抚摸脸、胳膊和腿		

胎教在行动 美育胎教

　　孕妈妈在欣赏优美画章的时候，会用心去体会，引起感情上的共鸣，产生美的感受，并通过联想、想像，将美的感受传递给胎宝宝，达到对胎宝宝的美育胎教。

本月营养与保健

✳ 增加营养素摄入，保障身体营养

重点补充身体所需营养素

本月，孕妈妈体内的能量及蛋白质代谢速度加快，对营养素的需要量增加。因而需在前一个月的基础上增加营养素的摄取量，补充的营养素主要有蛋白质、不饱和脂肪酸、热量、B族维生素、维生素C、维生素E、维生素A，还有钙、铁等。富含此类营养素的食物有瘦肉、动物肝脏、鱼、奶及绿叶蔬菜、新鲜水果，新鲜蔬菜和水果，有利于增加胃肠蠕动，防止便秘，不吃难以消化、不卫生、生冷的食物。

虽然所需能量比平时要高10%～20%，但也不能大量食用富含脂肪的食物。食物要多样化、均衡化，不偏食、挑食，如果你偏食、嗜食，有可能造成胎宝宝发育所需的营养缺乏，导致多种先天性疾病。

主食可多样化。主食每天的需求量比孕前增加75克，相当于2个鸡蛋和

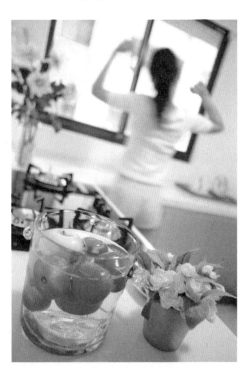

100毫升牛奶。除了吃一般的米面食品外，还可适量吃些小米等。副食应吃以下高蛋白、低脂肪的食物：鸡肉、鸡蛋、鹌鹑蛋、山药、豆制品、虾、猪肝、鸡肝、牛奶、鳝鱼等。

蛋白质的摄取量比孕前增加15克，相当于每天增加1杯牛奶和1个鸡蛋或75克瘦肉。

微量元素在均衡饮食中基本可以得到满足。

为了保证营养，孕妈妈加服鱼肝油和含有钙、叶酸、维生素B$_1$的制剂，但必须要在医生指导下服用。

尽量避免食用过分刺激的食物，如辣椒、大蒜等。

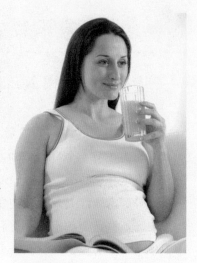

不可忽视的身边"营养素"

往往在自己身边的东西最容易被忽略。当你在关注各种营养素的摄取时，会忽略近在眼前的关键"营养素"，而它们却是最容易获得的，这些就是空气、阳光和水。

每天必须保证2500毫升的水摄入，还要多到户外吸收新鲜空气，早晨的空气是最好的，保证家里通风，尤其是卧室；孕妈妈沐浴阳光时宜选择上午八九点钟至下午五点前，此时的阳光更有益于胎宝宝发育。

❋ 关注细节护理，保障孕期安全

选好孕妇装

怀孕了，你一样可以打扮得漂漂亮亮，选好孕妇装是重要一步。传统的孕妇装让人感觉臃肿，不得体，并且有些过时。既然爱美之心人皆有之，你当然可以挑选时尚的孕妇装啦。孕妇装的选择应以不妨碍胎宝宝的生长发育为前提，以宽大舒适、透气、吸汗力强、防暑保暖与穿脱方便轻软、透气、纯棉织品为佳，结合个人喜好选择衣服的颜色与款式。

● 选择天然面料：因为孕期的皮肤变得敏感且易出汗，如果选择的面料为化纤品的，容易引起过敏，严重的还会影响到胎宝宝的健康成长。天然面料包括棉、麻、真丝等，而以全棉最为常见。从季节上来看，夏装以棉、麻织物居多；春秋季以平纹织绒织物、毛织物、混纺织物及针织品为主；冬季则可选用各种呢绒或带有蓬松性填料的服装。

● 多穿一段时间：你不会希望自己买来的孕妇装只能穿上一个月吧，所以尽量选择合适自己的尺码，并未来几个月的体态留足空间。专业的品牌孕妇装，其尺码标准都是都比较准确，你只要根据自己的身高与三围数字，就能轻松找到属于自己的尺码了。

若想穿得比较讲究时尚一些，衣服一直贴身合体，就需要在每个孕期段内购置不同款式和尺寸的衣服，比如孕早期，小腹微微隆起，需要一些可以调腰的便裤即可；孕中期小肚子大了，有坠胀感，可以穿托腹裤，将小肚子托起来，会舒服些；孕后期小肚子明显坠胀，便裤的弹力带勒的肚子会难受，这时需要穿背带裤，小肚子完全被裤子包裹托起，又让你有安全感也更舒适，不过时尚同时也就意味着更昂贵的价格。

● 重视细节，强调实用：顾名思义，孕妇装就是在你怀孕时穿的服装，可事实上，孕妇装还要穿到小宝宝出生以后，直到你彻底恢复原来的体型。所以，要考虑到一些生完小宝宝后依然可以穿着的小细节，比如可伸缩的腰带，可脱卸的部分等等，对于那些想要延长孕妇装使用寿命的聪明妈妈来说，这一点显得尤为重要。

● 兼顾哺乳，以一顶二：如果你决定母乳喂养，那么最好选择那些具有哺乳功能的文胸、内衣及T恤，这将会给你带来极大的方便，避免了传统哺乳的尴尬。而如果你是在秋冬季节生宝宝，那更可以帮你保暖。具有哺乳功能的衣物在怀孕和哺乳阶段均能发挥出巨大作用。

● 选择具有良好承托功能的服装：怀孕期间乳房的重量增加，下围加大，如果不给予恰当的支持与包裹，日益增大的乳房就会下垂，乳房内的纤维组织被破坏后很难再恢复。所以，选择尺寸合适的文胸就尤为重要，检验标准是：穿戴时乳房既没有压迫感，也不会感到大而无当。

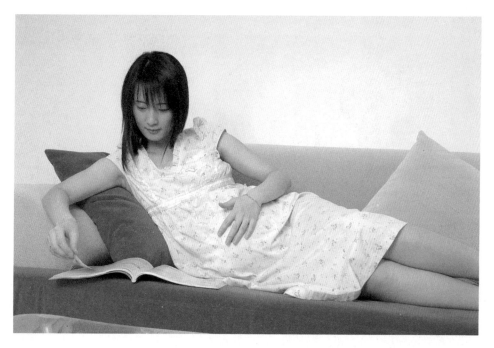

护发要素很重要

人的头部皮肤约2～3毫米厚，生长着数亿根头发。孕妈妈的头发受雌激素的影响生长状态良好，很少有头垢和头屑。为了保护好秀发，可从以下几方面进行：

● 洗头频率不宜过多：每周洗1～2次为宜。洗头发可以除灰尘，止头痒，有利于头部皮肤的呼吸。但是，洗头过频反而使头发失去光泽。洗头发最好使用天然洗发液，而不要使用肥皂。因为肥皂碱性大，容易损伤发质。

● 营养素的摄入：头发脱色变白与黑色素不足有关，多因精血不足，营养匮乏引起，故应该常吃含铜、锌、铁及维生素多的食品。

● 稳定情绪：我国医学认为"多怒则百脉不定，鬓发憔枯"。养发一定要心境从容，方可使秀发乌亮长驻。

● 不用吹风机吹发：电吹风机吹出的热风的部件中含有石棉纤维微粒，会破坏头发的角质层。

● 起居有常：有规律的起居，人就精气足，这对头发的养护是很有好处的。

● 不染发、不烫发：染发剂对头发角质蛋白的破坏力极大，易对头发造成损害，出现发脆、开叉等现象；永久性染发剂具有较强的刺激性和毒性，对胎宝宝的健康很不利。

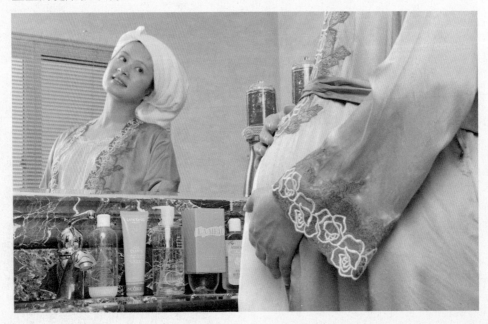

掌握自我监护的方法

按时进行孕检是确保胎儿安全的重要措施，若能在孕检的间歇时间内，自学和在医生的指导下掌握一些孕产知识，学会自我监护的基本方法，你就能及时发现异常，保障自身和胎宝宝的安全，以弥补孕检的空缺，更有利于保障自身和胎宝宝的健康发育。进行自我监护时，可从以下几方面着手：

● 自我感觉。妊娠后期，除感到容易疲劳或午后腰骶部酸胀等不适外，一般不应有其他不舒服感觉。倘若出现瘙痒、黄疸等症状，应警惕孕期肝内胆汁淤积症或妊娠合并肝炎等疾病；出现头晕、头痛、心慌、气急、水肿等情况，应警惕妊娠合并贫血、心脏病或妊娠高血压综合征等疾病的可能；若出现阴道出血，应高度警惕前置胎盘等导致产前出血的疾病；若发生阴道流水，常常是胎膜早破所致。不论出现哪种情况，都应及时去医院就诊，因为这些现象不但对你本人，而且对胎宝宝的发育和安全都是至关重要的。

● 妊娠图（又称宫高图）。所谓妊娠图就是定期测量子宫底高度和腹围大小，并将每次测得的数值绘在相应孕周的宫高、腹围线上，然后联成曲线，并与标准曲线上相对应孕周的宫高、腹围进行比较，得出胎宝宝生长发育是否正常的结论，这种曲线就称为"妊娠图"。为了简便明了，目前常用的妊娠图只测量子宫底高度，所以，又称宫高图。妊娠图由纵坐标和横坐标构成，纵坐标上的刻度代表子宫底高度数，横坐标上的刻度代表孕周。图中有三条自左下走向右上的伴行曲，最下面的一条曲线是胎宝宝低体重曲线，中间的曲线称为胎宝宝正常体重曲线，最上面的曲线是胎宝宝高体重曲线。

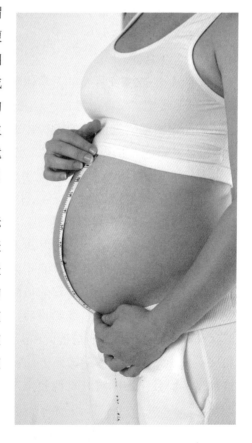

根据曲线的走势，大致有以下三种情况

● 宫高曲线走势接近，甚至低于图表上的低体重曲线，提示宫内胎儿生长发育不良、体重较低。出现低体重曲线走势，大致有以下几种可能：

最常见的原因是胎宝宝宫内发育迟缓。若从孕中期起，宫高曲线连续呈低体重曲线走势，但体重增长速率尚正常，多为内因性胎宝宝宫内发育迟缓，有可能为遗传因素引起，有的还可能伴有胎宝宝出生缺陷。若孕中期的宫高曲线为正常体重曲线的走势，只是妊娠晚期的某段时间出现低体重曲线的走势，多为外因性胎儿宫内发育迟缓，常为环境因素或营养因素所致，只要通过针对病因的治疗及静脉补充营养等措施，有可能促使胎宝宝体重增加，而且，越早治疗效果越好。

患有妊高征、高血压等并发症和合并症的孕妈妈，由于胎盘供血不足，导致胎盘功能不全时，可发生胎宝宝生长发育障碍，常发生于孕32周后（因此时正是胎儿快速发育阶段）。对这些原因引起的胎儿发育迟缓应及时治疗，以免胎宝宝在宫内发生意外。

● 胎宝宝的宫高曲线呈正常体重曲线走势，提示胎宝宝发育正常。

● 胎宝宝的宫高曲线的走势接近甚至超过高体重曲线。出现高体重曲线走势多见于巨大儿和多胎妊娠，有时也可见于头盆不称及前置胎盘等。羊水过多和胎儿脑积水等畸形也是引起高体重曲线的重要原因。

由于宫高曲线受腹壁脂肪厚薄及胎先露入盆与否等因素的影响，只能作为观察胎儿发育正常与否的一种筛查的措施。当发现低值或高值的异常曲线走势后，应及时就诊，以便进一步查明情况。B超是预测胎宝宝大小最常用的辅助诊断方法，准确性较高，而且，还可同时发现胎宝宝常见的畸形。

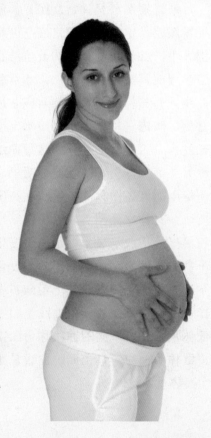

● 按时数胎动。几乎每一个孕妈妈都会感到子宫内胎宝宝发出的信息——胎动。胎动通常在妊娠18～20周开始出现，胎宝宝通过胎动向你问好，同时也向你报告自己在子宫内安全与否，所以，你千万不要小看这来自子宫内胎儿发出的信息。

孕期不同，胎动的次数也有所差异，妊娠7～8个月时，胎动较频繁，到妊娠9个月后，胎动稍有减少。一

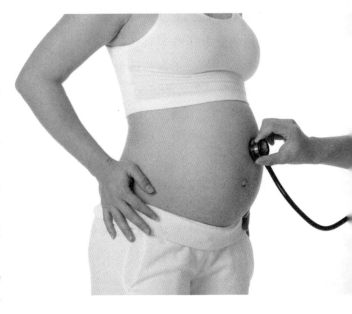

天之中，胎动次数也不相同，通常早上较少，以后逐渐增多，晚上最多，每小时可达10次左右。胎动计数就是孕妈妈们接收胎儿发出的信息的简便有效的方法。具体的方法为每天早、中、晚各计数1小时的胎动次数，并记录之。胎动计数，可以采用在纸上划"正"字计数。计数时应心情平静，情绪放松，不宜取仰卧位，应取左侧卧位或坐位。

计数的1小时内，应思想集中，排除干扰，专心体会每一次胎动。正常情况下，每小时为3～5次。将每天3次胎动计数之和乘以4，即为12小时胎动数的总和，正常情况下应为30～40次。倘若，胎动计数1小时少于3次，或12小时胎动总和少于20次，这就是胎宝宝向你发出的SOS，向你报告自己在子宫内发生了缺氧险情，请求救援。这时你应立即赴医院急诊，千万别延误。

胎宝宝发生宫内缺氧的原因十分复杂，且大多事出有因。宫内缺氧引起的胎动减少常见于胎盘功能减退的疾病，如过期妊娠、妊高征、羊水过少及妊娠合并肝内胆汁淤积症等，凡合并有以上疾病者，胎动计数尤为必要。

虽然一般情况下不会发生意外，但在少数孕妈妈身上的确因此发生了悲痛。所以，数胎动需要重视，不数的话你就不可能获得"无线电信号"，当然不可能发现险情。为了胎宝宝安全，请架起心灵的雷达，定时接收胎宝宝发出的每一个信息。

● 测体重——孕妈妈健康的试金石。每次孕前检查都要求你测量体重，你知道这是为什么吗？这是由于你的体重变化可以反映你和胎宝宝生长发育的情况。

你妊娠后，随着胎宝宝长大、子宫增大、乳房进一步发育、胎盘与羊水的形成以及母体的血液、组织间液及脂肪等生理变化，导致你的体重逐渐增加。孕期体重正常增加是营养均衡的标志，也是妊娠过程正常的表现，所以，体重测量是每次孕前检查时必测的项目。

妊娠13周前体重大多无明显改变，平均增加1000克左右。妊娠13周后每周体重平均增加350克，妊娠20周后每周体重约增加500克，至足月妊娠时体重平均约增加12.5千克。倘若，你的体重增加太多或太少，甚至停止增重，常常是妊娠异常的表现，应引起高度重视。导致妊娠中、晚期体重增加异常，大致有以下原因：

①**妊娠水肿**。妊娠水肿是孕妈妈体重增加的较常见的原因，约有50%左右的孕妈妈可出现水肿，大多为轻度水肿。主要是因增大的子宫压迫，使下肢静脉血的回流受阻所致。经过侧卧位或抬高下肢休息后，均可使下肢水肿逐渐消退。若水肿较严重或体重明显

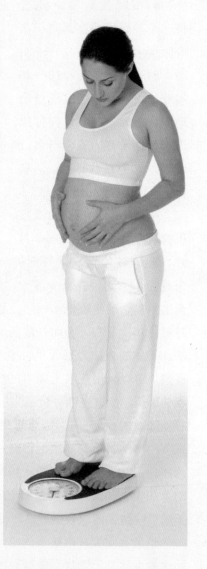

超过0.5千克/周，应考虑其他原因引起的水肿，如低蛋白血症、妊娠高血压综合征等。

②**羊水过多**。胎儿生长在羊膜囊内，需要一定量的羊水保护。羊水量过多应视为异常，妊娠晚期的羊水量为800～1000毫升，若羊水量≥2000毫升，称为羊水过多。羊水过多主要因胎宝宝畸形引起，双胎或多胎也常伴有羊水过

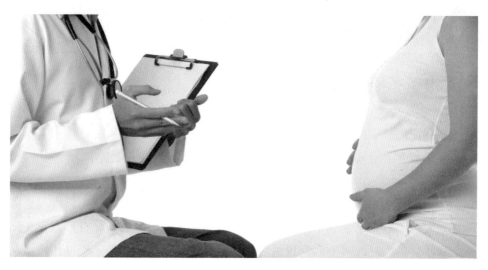

多。羊水过多会导致孕妇体重异常增加。

③**巨大儿与多胎妊娠**。体重≥4000克的新生儿称为巨大儿，巨大儿常见于糖尿病孕妈妈，巨大儿又易引起难产。发现胎宝宝过大应对孕妈妈进行有关糖尿病的诊治，确诊巨大儿应选择合适的分娩方式，以确保胎宝宝安全。多胎妊娠者易并发妊高征等疾病，应及时注意防治。

④**胎儿宫内发育迟缓**。胎儿宫内发育迟缓的孕妇，体重多为增长缓慢，甚至"停滞不前"，可结合妊娠图的宫高增长情况及B超检查情况确诊。胎儿宫内发育迟缓儿中，有部分患儿可能存在发育异常，应加以注意。

孕妈妈体重增加是妊娠正常与否的试金石，一旦发现异常，应认真寻找原因，加以处理，以确保妊娠进展正常。测量体重前排空小便，脱鞋，计算体重时，应注意衣服增减对体重的影响，使所测体重尽量接近实际体重。谨记，若有异常，不可过于担心，可以联系医生请求帮助，首先确认自己测量的结果是否准确，确有异常或无法确定，便去医院具体检查。

✻ 孕育知识小链接　孕妈妈适宜睡软床吗？

孕妈妈睡觉时采用侧卧是最佳选择，若是睡在软绵绵的床上，孕妈妈的后背会出现弯曲，时常这样会造成脊柱侧弯。

床垫过软，会加重腰部负担，时间长了对腰椎的危害大。

另外，孕妈妈虽是侧卧比较好，但也是需要翻身的，这会给孕妈妈带来些困难，需要更多的力气翻身，加重负担。

准爸爸应知

 准爸爸要多给孕妈妈关怀

主动承担家务

孕妈妈的肚子越来越大，行动越来越不方便，即便是稍稍的弯腰也是不妥的。准爸爸要主动承担绝大多数家务活，让孕妈妈安全地度过孕期。

学习科学的孕产知识

孕妈妈怀孕期间，你和孕妈妈都会听到来自亲朋好友的建议和忠告，也可能通过书刊、网络了解到一些信息，也许孕妈妈遇到一些麻烦，有一点点变化就大惊小怪的，导致"有病乱投医"的现象。准爸爸工作的担子也许比较重，但无论再忙，也要想尽办法让自己和孕妈妈具备孕产方面的基本常识和应急办法，让自己有独立的判断力，以便更理智更恰当地处理突发事情。另外，平时可以把想到的问题一一记录下来，在孕检时咨询医生。学习和掌握了孕产知识，将它运用于实践中，这也是对孕妈妈的一份至关重要的关怀。

预防早产

准爸爸需密切关注着孕妈妈，会使她觉得你非常爱她，重视她。两人间的感情也会很融洽，准爸爸能在这种祥和的氛围中获得第一手资料，对预防早产

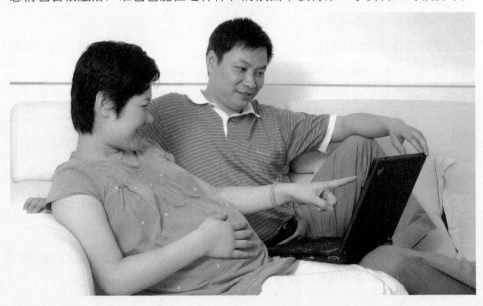

等是非常有益的。如果孕妈妈出现以下现象，可能是早产，你一定要马上与医生取得联系：

①阴道分泌物改变，呈粉红色、褐色、血色或水样。

②小腹一阵阵疼痛，或像痛经，或像拉肚子，或总有便意。

③腰骶部痛。腹泻刺激子宫收缩。

为孕妈妈按摩

每天为孕妈妈按摩身体，以缓解孕妈妈因妊娠带来的生理反应——例如疼痛。忙碌的准爸爸可选择在晚上睡前为孕妈妈按摩。

不要给孕妈妈压力与刺激

准爸爸树立生男生女都一样的观念，不要给孕妈妈太大的压力。当然，双方的父母可能一心会想要男孩或想要女孩，这必然给孕妈妈带来心理上的压力，甚至造成心理障碍，严重者会影响胎宝宝的发育。准爸爸需要做好疏导工作。

还有的父母对怀孕的儿媳妇理解与关爱不够，动不动就说他们当年如何如何，这类的话必然会影响孕妈妈的心情，是一种不良的刺激。时不时的批判会弄得孕妈妈更加烦躁不安，甚至发生口角，影响胎宝宝正常发育，造成一种反面的胎教。准爸爸的确会感到为难，但必须找到恰当处理的办法，疏导老人，关爱孕妈妈，为胎宝宝营造一个和谐的成长环境，也为家庭和睦营造氛围。

给胎宝宝的关怀

开始为小宝宝准备东西

小宝宝的东西可提前准备好。先买什么后买什么，与孕妈妈商量着，以免遗忘了，做到周全。

为小宝宝挑选物品是一件快乐幸福的事，虽然有亲朋好友的赠送，但也需要准爸爸和孕妈妈补充一些。

准备的物品最好多一些，能准备到宝宝出生3个月是最好不过了。你若有足够的经验，就可以把物品准备齐全且能避免浪费。

另外，准爸爸们不要一心想着自己的宝宝，而忽视了孕妈妈的物品。

别让噪音伤害胎宝宝

噪音会给胎宝宝带来严重的危害，6个月的胎宝宝能清晰地听到3米以外讲话声、开门声和汽车通过的声音，他所感受的声音只比外界低25～30分贝。

另外，孕妈妈要谨慎使用"胎教仪器"或耳机，在你不确定能否一次性扣在胎宝宝尚未发育完全的耳膜上，那就别做这个。胎宝宝的耳蜗在6个月还是很稚嫩，尤其是内耳基底膜上面的短纤维极为娇嫩，如果受到高频声音的刺激，很容易受损伤，这对胎宝宝的伤害是无法挽回的。

听胎心音

胎宝宝的心音，约于妊娠20周以后才能听到。正常的胎心音为120～160次/分，它是一种类似钟表的"滴答"声，是双音，胎心音是世界上最美妙的音乐。

家庭中，孕妈妈自己监护胎心音是不可能的，通常由你来监听。听取胎心音时，你帮助孕妈妈躺成仰卧位，暴露腹部。监听前，应先弄清胎宝宝背部，因为胎心音在胎儿背侧听诊最清楚。确定胎背侧后，你将特制的直筒听诊器，放在孕妈妈腹壁上听取。

正常头位胎儿的胎心音可在左下腹部或右下腹部寻找，臀位者可在脐左上腹或脐右上腹部寻找。每天早、晚各听1次，每次1分钟。若发现胎心率＞160次/分，或＜120次/分，或胎心音不规律时，再重复听2分钟，如仍未改善，提示胎儿在子宫内出现了险情，应立即去医院急诊。

在听胎心音前，要先由医生传授听诊方法及注意要点。刚开始数胎心率时，常常跟不上胎心跳动的速度，会"掉队"，练习一段时间后，就可做到准确数数了。听取胎心音时，应注意与孕妇腹主动脉搏动音区别，腹主动脉搏动音是"夫、夫"的单音，每分钟搏动与孕妈妈的脉搏或心率一致，约80次/分。

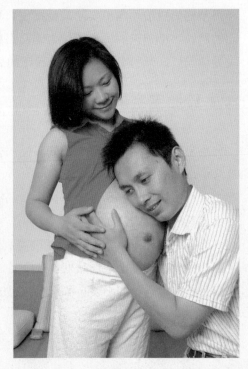

本月推荐营养餐

🐼 黄瓜银耳汤

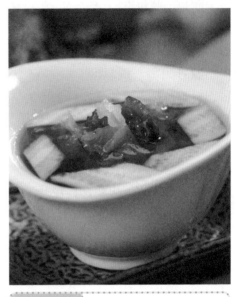

原料： 嫩黄瓜100克，水发银耳100克，红枣15克，花生油5克，盐5克，白糖1克。

做法：

1.将黄瓜去籽切成片；水发银耳撕成小朵洗净，红枣用温水泡透。

2.锅内烧油，注入适量清汤，用中火烧开，下入银耳、红枣，煮约5分钟。再加入黄瓜，调入盐、白糖煮透入味即可。

营养功效： 此菜色泽鲜艳，味美可口，含有丰富的营养素，有滋补健身、润肺养胃、安胎的作用。

小贴士

发银耳时要用温水，凉水泡。

🐼 酸甜莴笋

原料： 嫩莴笋250克，鲜西红柿2个，青蒜2根（约25克）柠檬汁75克，砂糖30克，凉开水50毫升，精盐和油各适量。

做法：

1.莴笋去叶、削皮、去根，切片后用开水涮一下；鲜西红柿去皮，切块；青蒜洗净切末。

2.将柠檬汁、砂糖、凉开水、精盐放入大瓷碗内搅匀，调好口味。

3.再放莴笋片、西红柿块、青蒜末拌匀，入冰箱贮存，随吃随取。

营养功效： 此菜颜色美观、甜酸脆嫩、清香爽口。莴笋含有蛋白质、胡萝卜素、维生素C及多种矿物质和微量元素，还含有丰富的膳食纤维。可通经脉，消水肿，利大小便。

小贴士

莴笋忌咸，盐要少放才好吃。

奶汤鲫鱼

原料：鲫鱼2条，熟火腿3片，豆苗15克，笋片15克，白汤500毫升，熟猪油、盐、料酒、葱、姜各适量。

做法：

1. 鲫鱼去内脏等洗净，切成人字形刀纹。

2. 将葱、姜油锅中炝香，放入鱼略煎，烹入料酒、白汤、熟猪油煮开，再放入笋片、火腿片，加盐、味精，煮开，下入豆苗略煮，去掉葱、姜装盘，笋片、火腿片齐放在鱼上，豆苗放两边即成。营养功效：此菜味鲜色美，对胎儿骨质发育有宜，能预防婴儿佝偻病等症。

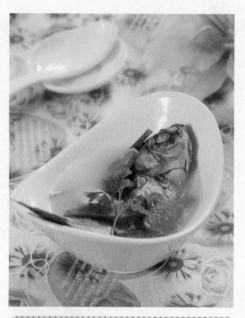

小贴士

处理鱼时，不要弄破苦胆，鱼子不要掏出。

冬菇扒菜胆

原料：上海青250克，冬菇50克，花生油、蚝油、生抽、盐、糖、清汤、麻油各适量。

做法：

1. 上海青洗净改成菜胆；冬菇去蒂，待用。

2. 上海青入锅加水烧开，加少许盐，烫熟后捞出摆入碟内备用。

3. 倒油入锅烧热，倒入清汤烧开，放入冬菇，加盐、蚝油、生抽、糖、麻油煮透，勾芡，倒在上海青中间即可。

营养功效：此菜口感好。经常食用对孕妈妈的皮肤和胎宝宝的眼睛有保护作用。

小贴士

上海青以颜色嫩绿、叶片有韧性的为佳。

🐼 草莓牛奶燕麦粥

原料：全脂奶100毫升，燕麦片2汤匙，草莓果酱1小匙。

做法：

1. 将牛奶倒入小锅中，再加入燕麦片及草莓果酱。

2. 搅匀后，以小火加热，不需煮开，到牛奶不冰的温度即可。

3. 离火放凉，麦片完全软化后，即食。

营养功效：此粥滋味甜香，诱人食欲。草莓含杨酸、氨基酸以及钙、磷、铁等矿物质。可明目养肝和帮助消化。

小贴士

加草莓果酱是为了增加香气也可以使用新鲜的水果代替。

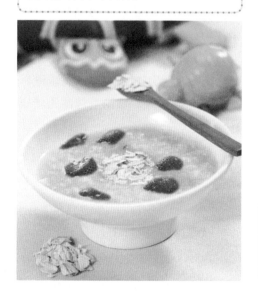

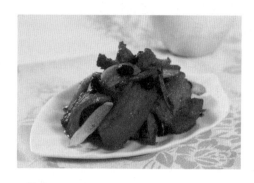

🐼 桂花肉

原料：五花猪肉150克，鸡蛋2个，面粉、肉汤、白糖、醋、酱油、精盐、椒盐、麻油、料酒、元米粉、干淀粉、葱末、姜末、花生油各适量。

做法：

1. 将切片的五花肉与鸡蛋一起放入碗中，加入精盐、料酒、面粉、元米粉调匀，再将白糖、醋、酱油、干淀粉放入碗内，加肉汤调匀成汁。

2. 将肉片放入油锅内炸至淡黄色捞出，再将葱末、姜末放油锅略炸，放入已炸过的肉片烹入料酒、椒盐、麻油炒匀即成。

营养功效：此菜色泽金黄，甜酸适口，含有丰富的优质蛋白质、铁、锌、维生素A、B族维生素等营养素。

小贴士

因有过油炸制过程，需准备花生油2000克左右。

豆芽炒猪肝

原料： 豆芽400克，猪肝100克，淀粉10克，花生油50毫升，精盐、酱油、醋、料酒各适量。

做法：

1. 将豆芽洗净，稍烫一下；猪肝洗净，切成薄片；淀粉放碗内，加适量水调成糊状，再将猪肝片放入，搅拌均匀。

2. 将豆芽倒入油锅，翻炒几下，盛入盘中。

3. 将肝片倒入油锅，迅速炒散，加入酱油、料酒，再将炒好的豆芽倒入锅内翻炒均匀，装盘即可。

营养功效： 此菜豆芽脆、猪肝嫩，味美爽口，含有丰富的蛋白质铁、锌等矿物质。可预防孕妇贫血。

小贴士

烹调黄豆芽切不可加碱，要加少量食醋，以保持B族维生素不减少。

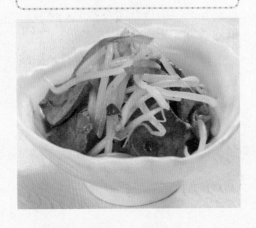

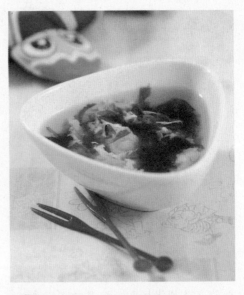

海米紫菜蛋汤

原料： 紫菜1张（约10克），海米10克，鸡蛋一个，青菜叶4片，豆油10毫升，精盐、葱各适量。

做法：

1. 将海米泡软；葱切成葱花，鸡蛋搅匀；紫菜除去杂质撕碎。

2. 葱花爆香，加适量清水，下海米、青菜叶，加精盐，淋入鸡蛋液，待鸡蛋花浮起时，将汤全部冲入紫菜碗中即成。

营养功效： 此汤汤味清鲜，味美可口，可促进骨骼、牙齿的生长和保健。

小贴士

紫菜宜装入食品袋保存。

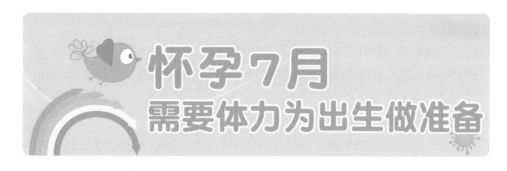

怀孕7月
需要体力为出生做准备

 胎宝宝与孕妈妈

孕妈妈身体变化档案

孕妈妈的腹部隆起明显，为了保持身体的平衡，上身会略向后仰，腰部容易疼痛。由于子宫的增大压迫着下半身的静脉，出现曲张，孕期妊娠纹明显增多。

孕妈妈身体变化档案		
身体变化	体重	正常情况下增加了7～10千克
	眼睛	眼睛变得干燥、发涩，眼睛对光线的反应越来越敏感
	心律	少数孕妈妈出现心跳失常
	阴部	由于受刺激的因素，髋关节松弛，有时会阴部会颤抖
	腿	多数孕妈妈都会出现腿抽筋的现象
	血压	孕妈妈的血压比前一段时间略有上升，这属于正常的现象
	子宫	子宫底上升到脐上1～2横指，子宫高度为24～26厘米
	乳房	乳房丰满，有的孕妈妈偶尔会分泌出少量乳汁，这是正常现象
	胎动	进入孕后期，胎动逐渐加强，孕妈妈可以通过数胎动来判断胎宝宝是否健康，因为正常的胎动是频繁而有规律的
心理状态		离分娩的时间越来越近了，孕妈妈可能会在选择剖宫产还是自然分娩、产后是母乳喂养还是人工喂养的问题上举棋不定，对此，孕妈妈可以与家人协商，并根据孕检情况和医生的建议来选择分娩方式，并尽可能地进行母乳喂养

特别提示

一般来说，孕后期胎动频繁而有规律，表示胎宝宝很健康；胎动较少则有可能有问题，需要通过心跳数检测或医院检查来确认胎宝宝的健康状况。

胎儿发育成长档案

胎宝宝的眼睑已经形成，眼睛能睁能闭，容貌清晰，大脑皮质渐趋完善，能有意识地挥舞肢体等，头发已经长出5毫米。

胎儿发育成长档案			
胎重	约1000克	胎长	350～380毫米
五官	眼睛能够睁开闭合，眼球能够转动，瞳孔的颜色没有发育好；嘴有吸吮能力，但力量微弱；耳朵的神经网已经形成		
皮肤	皮肤开始长肉了，褶褶较多，不再是透明的，而是开始泛出红光		
器官组织	生殖器官相当明晰，很容易辨别。大脑皮层已经发达，能分辨出什么声音，还能对来自外界的声音作出喜恶的反应。大脑具有了脑沟和脑回		
听觉味觉	听觉更发达了，胎宝宝对外界声音刺激的反应更为明显，对声音的喜恶会表现出不同的动作。味觉更加发达，能够准确地区分出苦味和甜味，尤其对甜味特别感兴趣		
脑组织	发育更加完善，脑组织快速增殖，大脑皮层表面特有的皱褶和凹槽开始形成。脑细胞和神经循环系统的连接更加紧密，大脑的活动非常活跃		
胎动	胎位尚未固定，甚至胎位不正。胎宝宝还在呃逆		
四肢	四肢比较灵活，可在羊水里活动自如		

胎教在行动 语言胎教

胎宝宝已经具备了语言学习能力，孕妈妈可常给胎宝宝哼小曲或朗诵诗歌、散文、故事，还可对胎宝宝讲一些算术、图形等，不仅能让胎宝宝出生后安静入睡，还能让胎宝宝长智力，待胎宝宝出生后的听力、记忆力、观察力、思维力和语言表达力将会大大超过未经语言训练的宝宝。

本月营养与保健

❀ 科学补充健脑营养素，让宝宝更聪明

孕妈妈和胎宝宝在本月所需的营养达到峰值，务必在前面几个月的基础进一步优化、多样化，开拓营养来源，保证孕妈妈和胎宝宝的营养所需。

重点补充脑黄金（DHA）、人体必须脂肪酸（EPA）、脑磷脂、卵磷脂等

DHA、EPA、脑磷脂、卵磷脂是大脑发育必备的营养素，缺一不可，既能预防早产，促进胎宝宝正常发育，又能为胎宝宝进一步完善神经系统提供必须的营养。

胎宝宝在本月人脑会进入发育的快速期，没有足够的营养素来源是万万不行的，而DHA、EPA、卵磷脂是保证大脑和视网膜发育的重要营养素。孕妈妈可多吃核桃仁等坚果类食物，以及海鲜等。

少饮水，少吃盐，多摄入蛋白质

许多孕妈妈本月是克服高血压综合征关键期，在饮食方面要格外谨慎。在饮食方面以清淡为主，忌吃咸食品，少吃含有动物性脂肪的食物，在前个月的基础上增加蛋白质的摄入量。多吃鱼、鸡蛋、豆类等食物，切不可贪口味而在菜中放一些辛辣配料。在菜中可适当多放点油，因为油中含有丰富的脂肪酸，如花生油、豆油、鱼油等，但不可放入动物油。

吃一些补脑食品

胎宝宝的大脑细胞本月增殖分化速度加快，大脑体积增大，这标志着胎宝宝的大脑将进入一个高峰期，因此，孕妈妈可以多吃一些核桃、芝麻、花生之类的健脑食品，以及富含蛋白质的食品，为胎宝宝大脑发育提供充足的营养。

> **贴心小语**
>
> 有的孕妈妈为了补充碘，可能会采用除了食用碘盐及含碘量高的食物外，服用一些含碘药物，这是大忌。其实，母体和胎宝宝每天所需要的碘并不是很多，而海产品所含的碘量相当丰富，如海带、紫菜、海鱼、虾皮等，只要孕妈妈在日常饮食中合理安排，完全可以满足其需要。

科学饮水

对孕妈妈来说，正确的饮水方法应该是每隔两小时喝1次水，一天保证8次。在怀孕早期每天摄入的水量以1000～1500毫升为宜，孕晚期则最好控制在1000毫升以内。

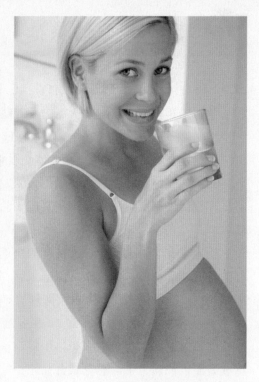

①孕妈妈不要等到口渴才饮水。口渴犹如田地干裂急需浇水，那是缺水的结果而不是开始，是大脑中枢发出要求补水的救援信号。口渴说明体内水分已经失衡，细胞缺水已经到了一定的程度。

②孕妈妈不要喝久沸或反复煮沸的开水。因为水在反复沸腾后，水中的亚硝酸银、亚硝酸根离子以及砷等有害物质的浓度相对增加。喝了久沸的开水以后，会导致血液中的低铁血红蛋白结合成不能携带氧的高铁血红蛋白，从而引起血液中毒。

③不要喝没有烧开的自来水。因为自来水中的氯与水中残留的有机物相互作用，会产生一种叫"三羟基"的致癌物质。孕妈妈也不能喝在热水瓶中贮存超过24小时的开水，因为随着瓶内水温的逐渐下降，水中含氯的有机物会不断地被分解成为有害的亚硝酸盐，对孕妈妈身体的内环境极为不利。

掌握常识，为宝宝降临做准备

注意休息防止腰背痛

子宫增大许多，让孕妈妈变成了一个圆滚滚水桶一样，使腰椎的负担加重，只要稍稍活动就会感到腰痛，因而孕妈妈一定要注意休息，不能做的事情千万不要勉强。

休息时要将枕头、坐垫等柔软东西垫在膝窝下，睡觉要注意睡姿。若腰痛厉害时可用热水袋热敷。

腹带的使用

孕妈妈要在医生指导下使用腹带。需使用腹带的情况：

① 悬垂腹：腹壁很松弛，以致形成了悬垂腹，增大的腹部就像一个大西瓜垂在腹部下方，几乎压住了耻骨联合。这时应该使用腹带，目的是兜住下垂的大肚子，减轻对耻骨的压迫，纠正悬垂腹的程度。

② 腹壁发木、发紫：腹壁被增大的子宫撑得很薄。腹壁静脉显露，皮肤发花，颜色发紫，孕妈妈感到腹壁发痒、发木，用手触摸都感觉不到是在摸自己的皮肤，这就要用腹带保护腹壁了。

③ 双胞胎的孕妈妈。

④ 胎儿过大。

⑤ 有严重的腰背痛。

⑥ 纠正胎位不正。

建议在医生指导下使用腹带。第一次使用腹带时一定请医生指导，准爸爸或家人在旁边认真学习，学会后再回家使用。腹带的松紧要随子宫的增大而不断变化。

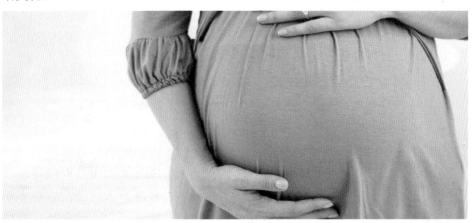

孕育知识小链接 孕期应穿什么样的内裤？

1.覆盖式内裤：这种内裤能较好地保护孕妈妈的腹部，裤腰覆盖肚脐以上部分，有保暖效果；松紧可自行调整，随怀孕的不同阶段体型自由伸缩变化；强有力弹性伸缩蕾丝腰围，穿着更舒适。

2.孕妇专用生理裤：采用舒适的柔性棉，并具有高弹性，不紧绷；分固定式和下方可开口的活动式两种，便于产前检查和产褥期，生理期等特殊时期穿着。

准爸爸应知

 为孕妈妈量身定做美味佳肴

孕妈妈的水肿现象比较重，妊娠高血压综合征也可能存在，因此准爸爸在烹饪菜肴时务必要少放盐，一般控制在4克/日，酱油可放可不放时最好不放。

孕妈妈已经很不方便在厨房做事了，而且孕妈妈所需要的营养量又大，必须多吃食物，准爸爸很有必要学习掌握一些烹饪技艺，做出美味佳肴，以便孕妈妈能畅开胃口地吃。

多给孕妈妈吃鱼。鱼肉含有大量的蛋白质，脂肪含量低，且多为不饱和脂肪酸，维生素含量却比较高，肌纤维比较短，水分含量多，易于消化。

为预防早产准备好必需品

准爸爸对早产要有充分的思想准备，必须提前做好一些应急的准备，以免出现措手不及的后果。

（1）准备好住院的基本用品，胎宝宝出生必备物品，孕妈妈生产的必需品。

（2）安排好婴儿房。

（3）购买好合适的婴儿床。

（4）可以向医生咨询，准备好应急用品。

（5）陪同孕妈妈整理好头发。

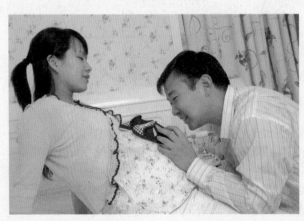

孕妈妈分娩后，需要坐月子，调理好身体，没有时间去打理头，也不能随意出户，以免为以后的健康埋下隐患。所以，准爸爸要在孕妈妈身体状况稳定的情况下，陪同孕妈妈理好头发，选一款清爽简便的发型。

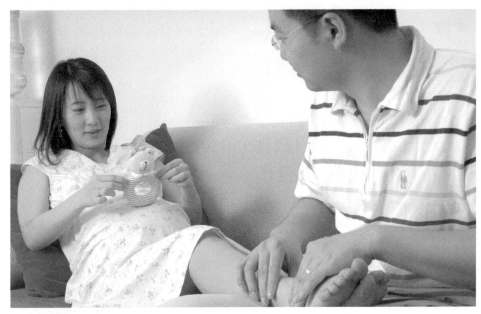

❋ 丰富生活情趣

陪孕妈妈做活动

在清爽的早晨尽力陪同孕妈妈散步，做力所能及的活动，嘱咐孕妈妈白天晒晒太阳。孕妈妈能从准爸爸的实际行动中感受到关爱和体贴，让孕妈妈生活在幸福中，安心地养好身体。

善于倾听，善于开导

虽然孕妈妈的妊娠反应基本消失，但毕竟或多或少的存在，有时会出现情绪不稳定，极想与你倾诉。此时，准爸爸一定要认真倾听，并用幽默风趣而实用的话来宽慰开导孕妈妈，让她消除顾虑，回归到自然、舒畅的心态。

主动为孕妈妈按摩

进入孕晚期，水肿、静脉曲张、妊娠纹、心理压力等，孕妈妈会感到腰酸腿痛，准爸爸应当每天按摩孕妈妈的身体和腿部，帮助孕妈妈洗浴，以缓解身体不适。更重要的是通过按摩能缓解孕妈妈心理紧张、不快的情绪，让她体会到爱的温暖。

继续陪同孕妈妈做好孕检及自我监测

从本月起，孕妈妈的孕检次数由一月一次改为一月两次。为防止某些综合征的发生，一定要做定期检查。

本月推荐营养餐

葱香孜然排骨

原料：猪排骨（大排）500克，小葱1把（20克左右），大蒜3瓣，姜1片，豆瓣酱1大匙，酱油、冰糖各1小匙，孜然适量。

做法：

1. 将排骨洗净后，剁成小段，沸水汆烫至断生后捞出。

2. 小葱择洗干净，切成长段；大蒜去皮洗净，切片；姜洗净，切丝；豆瓣酱剁细备用。

3. 将冰糖放油锅炒化，放入豆瓣酱、蒜片、姜末，炒出香味。

4. 倒入猪排，加入孜然、酱油，翻炒至收汁，放入葱段翻炒即可。

营养功效：此菜能够为孕妈妈补充所需的蛋白质和能量，也是开胃菜，是孕妈妈不错的选择。

小贴士

此菜品口感色香味俱全。

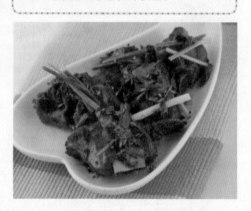

玉米红萝卜猪骨汤

原料：猪骨250克，玉米2根，红萝卜100克，蜜枣、姜、盐各适量。

做法：

1. 玉米洗净后切成小段，红萝卜削皮后切成滚刀块；猪骨洗干净后汆水3分钟。

2. 将猪骨、玉米、红萝卜、姜、蜜枣放进瓦煲内，加适量清水，先用大火煮开后，转小火煲1小时，煲好后加适量盐即可。

营养功效：此汤香气逼真、浓郁，口感醇厚。可健脾消食、润肠通便。

小贴士

若加入蜜枣或红枣，会令汤水更加清甜滋润。

干煸牛肉

原料： 牛里脊肉100克，蒜苗段50克，熟菜油50毫升，姜丝10克，醋、豆瓣、花椒面、精盐、酱油、油各适量。

做法：

1. 先将牛肉切成粗丝，放入油锅中翻炒，水分将干时，下姜丝、精盐以及细豆瓣，继续煸炒，加入余下的菜油，煸炒到牛肉丝将酥时，放醋翻炒。

2. 牛肉丝出锅后，稍放一下，淋入麻油，搅拌，装盘，撒上花椒面即可。

营养功效： 此菜香味浓郁，油酥可口，有安胎补神，滋养脾胃，强健筋骨的功效。

小贴士

牛肉宜选择嫩牛肉。

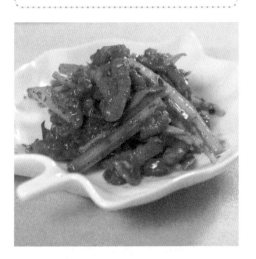

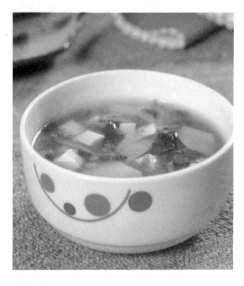

绿叶豆腐羹

原料： 豆腐100克，葱姜汁、盐、嫩芹菜叶少许，鸡蛋清1个，水淀粉、花生油、猪骨汤各适量。

做法：

1. 将芹菜叶洗净在开水焯下捞出过凉，切成丝状；豆腐切丁。

2. 坐锅点火倒入猪骨汤、豆腐丁、葱姜汁、盐，开锅后放入芹菜叶，用水淀粉勾流芡，打入鸡蛋清，淋入花生油出锅即可。

营养功效： 此菜豆腐细嫩，咸鲜适口。可润肺利咽，清热解毒。

小贴士

芹菜叶虽有涩味，但营养丰富，用开水焯一下即可食用。

蜜汁甜藕

原料：藕750克，糯米150克，蜜莲子25克，蜂蜜、淀粉、蜜桂花、白糖各适量。

做法：

1.将藕洗净后装入糯米入笼屉蒸30分钟，然后取出用清水浸泡后撕去藕皮晾干，随后切成厚块备用。

2.加入白糖125克，再放入蒸屉，旺火蒸10分钟，待糖溶化后取出，再将炒锅置火上，放清水、白糖、蜂蜜、蜜桂花、蜜莲子烧沸，用湿淀粉勾芡，起锅浇在藕块上即可。

营养功效：此品香甜似蜜，还具有润肠通便、滋阴清热、清胃降火的功效。

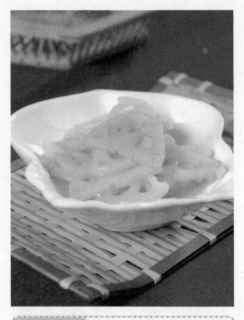

小贴士

制作时，可先将藕一端切开，将糯米装入。

奶油冬瓜

原料：冬瓜500克，牛奶100毫升，鸡油15克，鸡汤250毫升，精盐、料酒、姜片、葱段、水淀粉各适量，大料少许。

做法：

1.冬瓜去皮切成片后加入鸡汤中，放入大料、姜片、精盐，上蒸笼蒸烂。

2.取出蒸碗，去掉大料、葱段、姜片，将冬瓜连汤倒入锅中，加少量鸡汤烧开，再加入牛奶、料酒，用水淀粉勾兑，淋入鸡油即可。

营养功效：此菜白绿相间，色泽美丽，有利于孕妈妈消除水肿。

小贴士

冬瓜连皮一起煮汤，效果更好。

清炖蹄膀

原料： 猪前蹄1个，酱油、姜片、葱各适量。

做法：

1.将蹄膀刮洗干净，下沸水锅内煮约2分钟后捞出；葱除须洗净，打成结。

2.取沙锅一个，内放竹片垫片，蹄膀皮向下放在竹片上，加入葱结、姜片、酱油及水，用旺火烧开，撇去浮沫，盖上锅盖，改用文火焖约1小时，将蹄膀翻身，蹄膀酥烂时，取出竹片即可。

营养功效： 此菜肉皮肥而不腻。可强筋健骨，益气养血，生精下乳。

小贴士

猪蹄炸过后，急速用冷水冲凉，可使外皮产生弹性又不油腻。

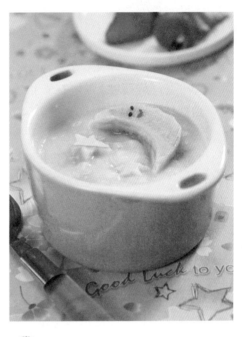

香蕉酸奶汁

原料： 香蕉100克，酸奶250克，蜂蜜20克，柠檬汁2克。

做法：

1.将香蕉去皮，捣烂成泥。

2.将香蕉泥与酸奶混合均匀，再加入蜂蜜和柠檬汁即可。

营养功效： 香蕉含有粗纤维、钙、磷、铁、胡萝卜素、维生素B_1、烟酸、维生素C、维生素E及丰富的微量元素钾等。可清肠健胃，清热消暑。适用于妊娠便秘。

小贴士

脾虚泄泻者不宜食用。

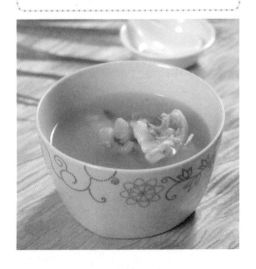

莲子芡实粥

原料： 糖莲子50克，芡实50克，元米100克，鲜荷叶1张，桂花卤10克，白糖150克，清水1500毫升。

做法：

1. 把鲜荷叶洗净，用开水烫过备用。

2. 将元米淘洗后放入锅内，加入去心莲子、芡实及清水，上火烧开，转用文火煮成粥。粥好后关火，覆以鲜荷叶，盖上盖，5分钟后，弃荷叶，加入白糖、桂花卤即可食用。

营养功效： 此粥可镇静神经，养心安神，有益加快恢复体力，还能补益心脾。

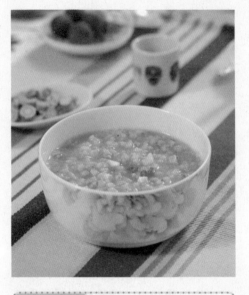

小贴士

制作时，芡实要淘洗干净，用冷水浸泡2～3小时才能煮。

羊肉萝卜粥

原料： 羊肉300克，白萝卜50克，高粱米100克，各适量，橘皮少许，盐、葱、姜、料酒、麻油、五香粉各适量。

做法：

1. 橘皮、葱、姜均洗净切末；羊肉洗净切薄片；高粱米淘洗干净；白萝卜洗净切丁。

2. 锅内加水、料酒、五香粉、橘皮末、羊肉片煮至羊肉碎烂，再加入高粱米和白萝卜一同煮成粥，加入盐、葱末、姜末、麻油调味即成。

营养功效： 补中益气，安心止惊，开胃消谷。

小贴士

凡有痰火、湿热、实邪、热病的人均不宜服用。

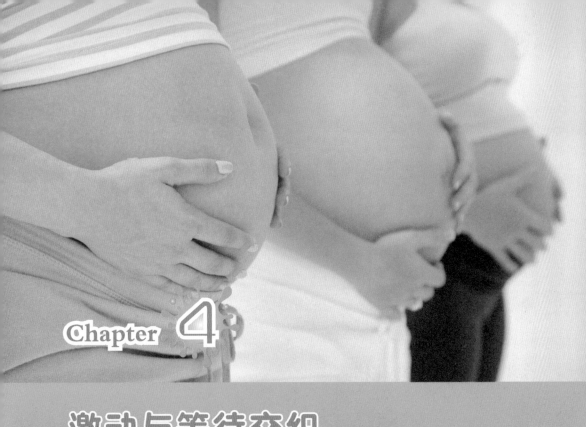

Chapter 4

激动与等待交织
孕晚期饮食营养指导

　　到了孕晚期，胎儿在腹中的位置在不断下降，使孕妈妈感到下腹坠胀。孕妈妈的消化功能也可能变得差了，同时，还可能伴有便秘、尿频、水肿等症状。由于激素的关系，你的脸部可能会长出褐斑及雀斑，乳头周围、下腹部、外阴的颜色也会越来越深，值得庆幸的是，多数色素沉淀在产后会逐渐消失，所以别太担心。

　　孕晚期，胎儿的头部逐渐进入骨盆，找到适合分娩的胎方位。有的胎儿较小，会提前进入骨盆。在这个时期，最重要的是充分休息，因为小生命即将降临了。

　　因此，孕妈妈在制定食谱时除遵守整个孕期的基本原则外，还应根据本时期的特定情况，摄入足量的钙和维生素B$_1$，适当控制饮食科学进食。

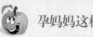

怀孕8月
运动是现在的主要任务

　胎宝宝与孕妈妈

❀ **孕妈妈身体变化档案**

　　孕妈妈从本月起进入孕晚期了，此时孕妈妈格外小心，走路的动作宜缓慢些，并要用手托住肚子，多加休息，减少活动量及活动时间。面对分娩不必过于担心，尽力与家人准备充分即可。

孕妈妈身体变化档案		
身体变化	体重	本月孕妈妈的体重每周增加250～400克，甚至500克
	皮肤	有的孕妈妈乳头周围、下腹部、外阴部的皮肤会逐渐变黑，这是正常的现象，不必担心。妊娠纹增加，并更加明显。颜面部可能会长出雀斑
	阴道	阴道分泌物比前一段时间还会增多，上洗手间的次数也会增加
	骨骼	骨盆、关节、韧带均出现松弛，有的孕妈妈会表现出关节疼痛
	子宫	子宫宫底上升到胸与脐之间，宫底高度为26～32厘米，到月末抵达至横膈膜处，并且子宫出现周期性的收缩
	胎动	胎动强烈。孕妈妈可以看到肚皮上的波动
	乳房	乳房高高耸起，出现一些花纹
心理状态		孕妈妈体内的宝宝越长越大，出现白带增多、消化不良、下肢静脉曲张和水肿等现象，日常生活越来越不便，心里非常焦躁不安，急盼快些分娩，早早结束妊娠的日子。此时的心情与担心分娩是有些矛盾的。此时此刻，保持一颗自然平和的心至关重要，孕妈妈要与家人共同努力，克服困难，平安度过每一天

孕妈妈在孕检时配合医生定好胎位，或在医生的指导下由孕妈妈自己定好胎位。胎位不正，会影响分娩。从本月起，孕妈妈的孕检改为半个月一次。

胎儿发育成长档案

　　胎宝宝在孕妈妈的子宫里活动的空间越来越小，胎位相对稳定，身体蜷曲，头会转向朝下，为出生做准备。对来自外界的声音更加敏感，能作出快速反应。

胎儿发育成长档案			
胎重	1500～2000克	胎长	400～450毫米
五官	眼睛、耳朵、鼻子、嘴、喉等的发育比较完善。眼睛能自如睁闭，会看东西了，耳朵能听到低分贝的声音，鼻子已经有了嗅觉功能，嘴中牙床发育成熟，喉的吞咽能力增强		
皮肤	皮肤不再又红又皱了，皮肉开始变厚		
胎毛	胎毛开始渐渐减少，只有肩膀和背部等极少的部位，仍然长着胎毛		
器官	肺、胃、肾等器官的发育更加成熟，功能更强了。生殖器官接近成熟。消化系统基本发育完成，可分泌消化液。舌头的感觉系统已经成熟，味觉更发达		
神经系统	以脑为中心的各项神经系统近趋成熟；听觉能力增强		
泌尿系统	泌尿系统基本建立好，能通过膀胱将羊水、尿和其他废物排出		
胎动	胎动次数减少、动作也减弱，胎宝宝已不能翻来翻去大幅度地进行自由活动		
四肢	身体和四肢继续长大，与头部的比例适中，具备了婴儿的模样		

胎教在行动　性格胎教

　　这时的宝宝各项器官、各项系统接近成熟，有能力接受一定难度的胎教了。孕妈妈的修养、兴趣、爱好、职业，以及与准爸爸的关系，都可以影响胎宝宝的性格。高尚的情趣、豁达的心胸、丰富的生活、真挚热烈的感情，能让宝宝感受到幸福，有助良好性格的形成。

本月营养与保健

 选择食物多样性，预防早产

选体积小、营养价值高的食物

体积小的食物，营养价值更高，易于消化吸收；而体积大的食物如薯类等，营养价值低，且不易消化，会给孕妈妈造成胀腹，使本来沉重的身体变得更加不适。

补充不饱和脂肪酸

不饱和脂肪酸是构成体内脂肪的一种脂肪酸，人体必需的脂肪酸。不饱和脂肪酸能提高脑细胞的活性，增强记忆力和思维能力；能够保护人体，减轻外界因素对重要器官的冲击，并可转化为能量；对维持正常的大脑发育和神经功能有着至关重要的作用。在胎宝宝出生的前三个月补充不饱和脂肪酸显得十分重要。

人体不能合成亚油酸和亚麻酸，必须从膳食中补充。不饱和脂肪多存在于茶油、橄榄油、芥花籽油、红花籽油、葵花籽油、玉米油和大豆油中。

补充葡萄糖

胎宝宝从本月起会在肝脏和皮下储存糖原及脂肪，以备身体发育所需。因此，胎宝宝需要吸收大量葡萄糖，孕妈妈必须摄入含有葡萄糖的食物来满足胎宝宝的需要。

选择预防早产食物

本月起，孕妈妈可安排一些可预防早产的食物，如鱼，能增加胎宝宝足月分娩的概率。另外研究人员发现，多吃鱼的孕妈妈生下早产和体重过轻的宝宝的几率较小，从不吃鱼的孕妈妈早产的可能性为7.1%，而每周至少吃一次鱼的孕妈妈，几率只有1.9%。

贴心小语

孕妈妈控制体重有许多的好处：第一，分娩更容易；第二，远离并发症，体重增长了，不仅带来了腰酸背痛、妊高征、糖尿病，产后出血的风险也接踵而至；第三，向产后肥胖说再见；第四，胎宝宝更健康；第五，远离产钳与手术。

适量吃些零食

孕后期对孕妈妈的饮食要求是，既要保证营养，又要避免过量而导致肥胖。营养专家建议，如果在正餐之外，孕妈妈能常吃些健康的零食，不仅可拓宽养分的来源，还对胎宝宝的发育有好处。

红枣　红枣能提高人体免疫力，促进白细胞的生成，降低血清胆固醇，提高血清白蛋白，保护肝脏，还可防治妊娠高血压综合征。另外，红枣含有丰富的维生素C。

板栗　板栗甘甜芳香，含淀粉51％～60％，蛋白质5.7％～10.7％，脂肪2％～7.4％，糖、淀粉、粗纤维、胡萝卜素、维生素及钙、磷、钾等矿物质，可供人体吸收和利用的养分高达98％，不仅可以健身壮骨，还有利于胎宝宝骨盆发育成熟。

花生　花生是一种高营养的食品，里面含有蛋白质25％～36％，脂肪含量可达40％，花生中还含有丰富的维生素B_2、维生素P、维生素A、维生素D、维生素E、钙和铁等。据研究，花生引起的饱腹感是其他高碳水化合物食物的5倍，吃花生后就可以相对减少对其他食品的需要，降低身体总热量的汲取，从而达到减肥效果。并且花生所含脂肪的绝大部分都是不饱和脂肪酸，比如花生中的四烯酸属于不饱和脂肪酸，具有降低血脂和血清胆固醇的功能。

瓜子　瓜子在人们生活中是不可缺少的零食，葵花子更是瓜子中的佼佼者。葵花子不但可以作为零食，而且还可以作为制作糕点的原料。由于葵花子是植物的种子，含有大量的油脂，故葵花子还是重要的榨油原料。葵花子油是近几年来深受营养学界推崇的高档健康油脂。孕妈妈嗑瓜子，有利于消化与吸收，能促进食欲。

孕育知识小链接　孕期补充多少维生素合适？

维生素A：孕妈妈自孕中期起每日应摄入维生素A为900微克。

维生素D：孕期孕妈妈需每日膳食维生素D为10微克。

维生素B_1：孕妈妈每日膳食维生素B_1的摄入量为1.5毫克。

维生素B_2：孕期膳食维生素B_2的摄入量为1.7毫克。

维生素B_6：每日需摄入2.6微克的维生素B_6。

维生素B_{12}：每日摄入2.6微克的维生素B_{12}。

维生素E：每日膳食维生素E需摄入14毫克。

关注身体变化，做好细节保健

洗澡时一定要防止滑倒

现在的房子，其地板通常都是瓷砖的，有一点点水便很滑。因此，孕妈妈洗澡时一定要谨慎，否则一不留神就会摔倒。也许有的孕妈妈会提出，胎宝宝不是有羊水的保护吗？是的，胎宝宝的确有羊水的保护，但当孕妈妈的身体状态发生了激烈的改变，很容易由于撞击而影响胎宝宝，导致胎宝宝早产。

解决好睡姿这一难题

孕妈妈的肚子比较大了，睡觉成了一大问题，睡姿成了一件费脑筋的事，有时会觉得怎么睡都不舒服，此时孕妈妈要选择好睡姿。

大多数孕妈妈都会选择仰着睡，认为不会压着胎宝宝，但如果时间久了就会出现头晕、心慌、发冷、出汗、血压下降等症状，甚至神志不清和呼吸困难，严重者会导致胎宝宝缺氧而窒息。孕妈妈无论是白天，还是晚上睡觉都宜多采用左侧睡，当仰睡时感觉有异常（需孕妈妈敏感些），立即改为左侧睡，异常现象可得到及时缓解。

左侧睡虽然安全，但时间久了，也会让孕妈妈感觉疲惫，偶尔可能选择右侧睡或仰睡，但翻身却成了一件困难事。孕妈妈可寻求家人的帮助，让他协助你完成翻身动作，或者孕妈妈可以在床身准备好器具，以便帮助你翻身。在侧睡时可以在后背和两腿间垫个软枕，以缓解疲劳。

保证休息时间

孕晚期，充足的休息和睡眠对孕妈妈来说是非常重要的，如果休息和睡眠时间不够，质量差，也容易发生流产和早产。因此，孕妈妈要避免长时间工作，避免长时间保持一个姿势。特别是职业女性，孕晚期要保证工作一个小时后休息10分钟左右。有条件的可以躺着休息，若没有条件，则可以将腿放在另一个椅子上，背靠在椅子上坐好，以减缓压力。中午能躺着睡一会儿就更好，若没有条件，可背靠椅子，脚垫高点，让自己更舒服地休息一段时间。严格遵守作息时间，不熬夜，也不贪睡，最好保证一天睡眠时间达到8～9小时。

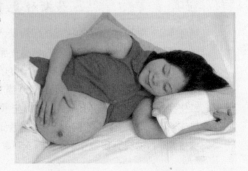

孕晚期乳房保健

保护您的乳房是必须做的事情，不仅能让自己健康，也能让自己产后的体态更加丰盈。孕晚期，大多数孕妈妈都会出现乳房胀大胀痛。这是由于乳房在孕激素和雌激素的作用下，腺体增大，脂肪沉着，结缔组织充血的结果。孕妈妈每天可用温水擦洗乳房，特别注意乳头部位，可以在乳头部位涂点橄榄油，用拇指和食指按顺时针方向轻轻按摩乳头及乳晕部位，每天2次，每次5分钟。孕妈妈也可以在乳房表面涂点爽身粉，将乳房夹在手掌之间顺时针按摩，每天1次。如出现宫缩和腹痛，应停止按摩。

为了使乳管开通，乳汁畅流，您可以轻轻挤出初乳，这样可以预防郁乳、乳头阻塞及乳汁分泌不足等。

如果您的乳头扁平或乳头内陷，将来会影响宝宝吃奶，您必须学会在孕期矫正。每天可用手将乳头轻轻地拉出并保持3分钟，可重复进行3次。如果乳头不易拉出，可以使用乳头吸引器，但动作要轻柔。

家务注意事项

孕晚期，孕妈妈做家务应以不疲劳为度，避免弯腰或下蹲的做家务活，以免引起骨盆充血而导致早产。也不要登高取物及搬沉重的物品，这些动作会给腹部带来压力，十分危险。

生活中的一些小细节也要重视

①每天早晨起床后，先喝一杯凉开水再吃早餐，有助于预防便秘。

②每天晚上入睡前先做5分钟的乳房按摩，疏通乳腺管为哺乳做准备。

③枕头不宜太高，否则易使颈胸处弯曲过大，不仅不利于呼吸，还会压迫胎宝宝。

④孕妈妈虽然需要大量营养，但也不能毫无节制，应该把体重的增加限制在每周350克以下，否则分娩比较困难。

贴心小语

孕妈妈若孕期在冬季，取暖就成了一个问题。体质的不同，对温度的需求也不一样，其实，温度稍偏低一点，反而对母子更为有利，因为有研究表明，热带地区的人寿命短一些，而寒冷地区的人寿命长一些，因此，冬季室内温度控制在23～26摄氏度较宜。同时，最好不要将门窗始终紧闭着，需保持空气流通。

准爸爸应知

❀ 关爱胎宝宝健康

协助孕妈妈记录胎动

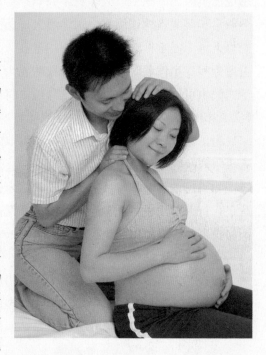

要正规记录每天的胎动。经过一段时间的观察，准爸爸和孕妈妈会逐渐熟悉胎宝宝活动的规律和特征，记录好频率、强弱、发生的时辰、持续时间、间隔时间、每次胎动的时间。不但要认真记录，还要仔细体会，找出规律和特征。

节制性生活，避免引起早产

此时的胎宝宝已经8个月了，很容易受外界影响而早早出世，孕妈妈的肚子也比较大；这两种因素要求准爸爸节制性生活，即便是非常轻柔的方式也要注意，选择姿势也要再三斟酌，在孕妈妈相当安稳的前提下才能进行，也只能偶尔。资料表明，有10%～18%的流产是由于性生活不当所造成。因此，不能贪图一时的快乐而惹出麻烦。

远离家用电器、手机等辐射源

现在，电脑、电视、手机、风扇、空调等对于每个家庭来说已经相当普遍了，但是它们的辐射性强，对胎宝宝的危害相当大，要引起足够的重视。

如果家里的电视、电脑放在卧室，准爸爸就要移到孕妈妈不经常活动的地方，当然，孕妈妈偶尔看一下电视还是可能的，距离要远一些；电脑则最好不要接触。

孕妈妈的孕期如果正好是夏天，天气比较热，偶尔吹一下风扇，开一下空调是可以，要避免长时间开启。也有的准爸爸和孕妈妈会算好时间，避开夏天的酷暑。

❋ 关爱孕妈妈出行

出行别坐自行车、摩托车

孕妈妈本月起不能剧烈运动，准爸爸尽量不要让孕妈妈选择自行车、摩托车作为交通工具，自行车稳定性差，颠簸路面也无法减震；摩托车车速快、风速大，也容易剧烈震动而可能动胎气，严重者会导致流产。

尽可能不坐公交车

孕妈妈出行，通常可选择乘坐公交车，但人多拥挤时，尽量不要去挤。尤其是孕晚期，若被人挤到肚皮容易引起流产、早产。准爸爸可陪同孕妈妈一同乘坐公交车，以便照顾她。

给爱车贴上"孕妇车贴"

不少孕妈妈孕期会继续上班，如果有条件，您最好开车慢行送其上班最为稳妥（汽车都装有减震器，抗颠簸能力强），车尾可贴上"孕妇车贴"，可以提示后车，减少因前车行车慢而按喇叭催促的几率。

陪伴孕妈妈出行

孕妈妈出行，您最好陪同或安排家人陪同。这样，孕妈妈既可以得到心理安慰，同时也可以得到照顾，以防不测。

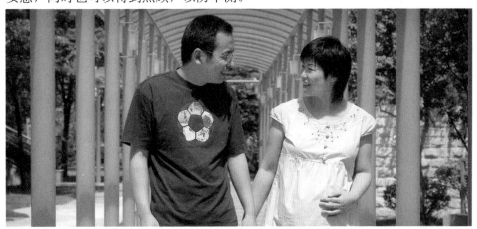

❋ 孕育知识小链接　　安全带的正确使用方法

为了确保行车安全，自己开车的孕妈妈务必要系上安全带。安全带的肩带部分应经过锁骨中段、乳房之间，再经过腹部外侧加以固定；而腰带部分则要置于下腹部，以免压迫到子宫。

❋ 配合孕妈妈练习拉梅兹呼吸法

基本姿势： 在客厅地板上铺一条毯子或在床上练习，室内可以播放一些优美的胎教音乐，孕妈妈可以选择盘腿而坐，在音乐声中，孕妈妈首先让自己的身体完全放松，眼睛注视着同一点。

各阶段做法：

● 第一阶段——胸部呼吸法

此方法应用在分娩开始的时候，此时宫颈开3厘米左右，所采用的呼吸方式是缓慢的胸式呼吸。

孕妈妈可以感觉到子宫每5～20分钟收缩一次，每次收缩约长30～60秒。孕妈妈学习由鼻子深深吸一口气，随着子宫收缩就开始吸气、吐气，反复进行，直到阵痛停止才恢复正常呼吸。

胸部呼吸是一种不费力且舒服的减痛呼吸方式，每当子宫开始或结束剧烈收缩时，孕妈妈们可以通过这种呼吸方式准确地给家人或医生反应有关宫缩的情况。

● 第二阶段——嘻嘻轻浅呼吸法

嘻嘻轻浅呼吸法应用在胎宝宝一面转动；一面慢慢由产道下来的时候（子宫颈开7厘米以前）。随着子宫开始收缩，采用胸式深呼吸，当子宫强烈收缩时，采用浅呼吸法，收缩开始减缓时恢复深呼吸。

宫颈开至3～7厘米，子宫的收缩变得更加频繁，每2～4分钟就会收缩一次，每次持续约45～60秒。

首先让自己的身体完全放松，眼睛注视着同一点。孕妈妈用嘴吸入一小口空气，保持轻浅呼吸，让吸入及吐出的气量相等，呼吸完全用嘴呼吸，保持呼吸高位在喉咙，就像发出"嘻嘻"的声音。

当子宫收缩强烈时，需要加快呼吸，反之就减慢。需注意呼出的量需与吸入的量相同。练习时由连续20秒慢慢加长，直至一次呼吸练习能达到60秒。

● 第三阶段——喘息呼吸法

当子宫开至7～10厘米时，孕妈妈感觉到子宫每60～90秒钟就会收缩一次，这已经到了产程最激烈、最难控制的阶段了。胎儿马上就要临盆，子宫的每次收缩维持30～90秒。

孕妈妈先将空气排出后，深吸一口气，接着快速做4～6次的短呼气，感觉就像在吹气球，比嘻嘻轻浅式呼吸还要更浅，也可以根据子宫收缩的程度调解速度。

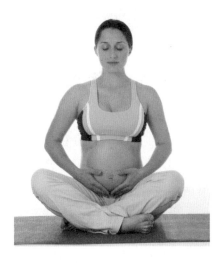

练习时由一次呼吸练习持续45秒慢慢加长至一次呼吸练习能达90秒。

● **第四阶段——哈气运动**

进入第二产程的最后阶段，孕妈妈想用力将婴儿从产道送出，但是此时医师要求不要用力，以免发生阴道撕裂，等待宝宝自己挤出来，孕妈妈此时就可以用哈气法呼吸。

阵痛开始，孕妈妈先深吸一口气，接着短而有力地哈气，如浅吐1、2、3、4，接着大大地吐出所有的"气"，就像在吹一样很费劲的东西。孕妈妈学习快速、连续以喘息方式急速呼吸如同哈气法，直到不想用力为止，练习时每次需达90秒。

● **第五阶段——用力推**

此时宫颈全开了，医生也要求孕妈妈在即将看到婴儿头部时，用力将婴儿娩出。孕妈妈此时要长长吸一口气，然后憋气，马上用力。

孕妈妈下巴前缩，略抬头，用力使肺部的空气压向下腹部，完全放松骨盆肌肉。需要换气时，保持原有姿势，马上把气呼出，同时马上吸满一口气，继续憋气和用力，直到宝宝娩出。当胎头已娩出产道时，孕妈妈可使用短促的呼吸来减缓疼痛。

练习拉梅兹呼吸法的诀窍

●子宫收缩初期：先有规律地用4个"嘻"、1个"呼"的呼吸方式。

●子宫收缩渐渐达到高峰时：以大约1秒1个"呼"的呼吸方式。

●子宫收缩逐渐减弱时：恢复使用4个"嘻"、1个"呼"的呼吸方式。

●子宫收缩结束时：做一次胸部呼吸，由鼻子吸气，再由嘴巴吐气。需要提醒的是每次练习时，至少要持续60秒用力。

因为这只是练习，所以孕妈妈只需头脑中有意识在用力即可，切忌不可真用力，否则容易早产。

本月推荐营养餐

##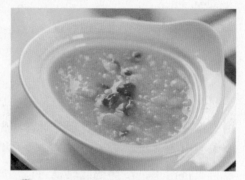

海参烧猪肉

原料：海参，荷兰豆，猪肉，冬菜，火腿，笋片，豆粉面，酱油，葱，油，精盐，鸡蛋白，料酒，姜及麻油各适量。

做法：

1.把葱、姜切末；海参、火腿及笋片切成碎丁；猪肉剁成肉馅，用葱姜、精盐、酱油、麻油、鸡蛋白、豆粉面、海参、火腿、笋丁及荷兰豆调匀煨上。

2.把肉馅捏成丸子后下入油锅，炸成银红色捞出。再把香葱段、肉丸子放在沙锅中，加上精盐、酱油、料酒、冬菜、清汤，放火上烧约40分钟即成。

营养功效：此菜适宜孕晚期孕妈妈食用。

小贴士

制作时，海参要用水发的海参。

火腿玉米粥

原料：大米1杯，火腿150克，玉米粒1罐，芹菜1根，香菜少许，高汤6杯，盐、鸡粉各半茶匙，胡椒粉、麻油各少许。

做法：

1.大米洗净，浸泡约30分钟，加入高汤熬煮。火腿切丁，芹菜洗净切末。

2.将火腿丁、玉米粒倒入粥内共煮10分钟，加入适量盐和鸡粉调味。食用时加入胡椒粉、麻油、芹菜末、香菜即可。

营养功效：此粥红黄相杂，既爽且韧。可养胃生津，益肾壮阳，固髓利足。

小贴士

玉米胚尖含有多种营养素，应该连同食用。

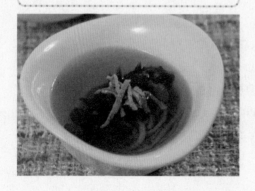

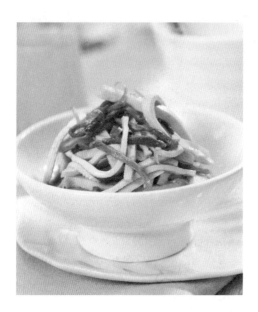

🐼 蒜苗炒豆腐

原料：蒜苗100克，豆腐两块，生姜末少许，植物油、精盐、花椒水各适量。

做法：

1.将蒜苗洗净切成段，豆腐切成小块。

2.将生姜末炝锅，下豆腐块翻炒，再放入精盐、花椒水、蒜苗，炒熟即可。

营养功效：此菜口味鲜美，营养丰富。具有降血脂及预防冠心病和动脉硬化的作用。

小贴士

优质蒜苗叶柔嫩，叶尖不干枯，株棵粗壮，整齐，洁净不断。

🐼 虎皮核桃仁

原料：核桃仁250克，白糖60克，麻油250克。

做法：

1.核桃仁用水烫后挑去内衣皮。

2.锅内加入清水，放白糖烧化，再投入核桃仁煨烤，糖汁浓稠包在核桃仁上离火。

3.锅内放入麻油，用旺火烧热，将核桃仁倒入，改用小火炸至金黄色时捞出即可。

营养功效：此菜香、酥、脆、甜。可温肺定喘、润肠通便。

小贴士

核桃仁表面的褐色薄皮有一部分营养，建议不要剥掉这层薄皮。

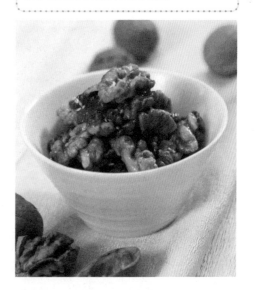

枸杞桃仁炒猪腰

原料: 核桃仁30克,枸杞子20克,猪腰1个,盐、料酒、冰糖粉、葱姜、水淀粉各适量。

做法:

1.猪腰去掉中间的白色腺腺,切花刀。再加盐、葱姜、料酒腌制,洗净后加少许水淀粉抓匀。

2.将核桃仁放油锅炒至金黄色倒出,再将猪腰炒至白色。再放入泡开的枸杞子,加盐、水糖粉,炒匀,盛出,撒上桃仁即可。

营养功效: 此菜爽脆可口。核桃仁富含油质,可滋补肝肾、润肠通便。

小贴士

此菜慢性肠炎患者不宜食用。

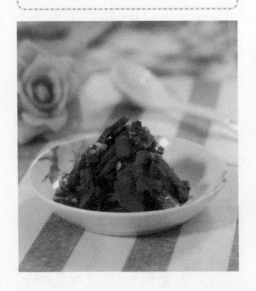

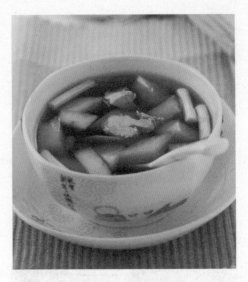

清蒸冬瓜熟鸡

原料: 熟白鸡肉,冬瓜,鸡汤,酱油、料酒,葱,姜,盐各适量。

做法:

1.熟白鸡肉去皮切块,码盘内,再加入鸡汤、酱油、盐、料酒、葱段、姜片,上笼蒸透,取出。

2.冬瓜洗净切块,氽烫一下捞出,再将盘内的冬瓜块、鸡肉块一起扣入汤盆内。

3.倒入碗内的汤汁烧开,盛入汤盆即可。

营养功效: 此菜可利水消肿、清热解毒。

小贴士

鸡肉上笼蒸熟后,要将葱段、姜片去除。

🐼 鱼头炖豆腐

原料：胖头鱼头1个，豆腐、香葱、姜、蒜、淀粉、酱油、料酒、胡椒粉、盐各适量。

做法：

1.将胖头鱼头收拾干净；香葱、生姜、大蒜洗净切片；豆腐切长条。

2.先炸胖头鱼头，再放入香葱片、姜片、蒜片爆香，烹入料酒、酱油，加入水，再放入胖头鱼头、精盐和胡椒粉。

3.汤开后，将豆腐下锅慢炖，烧透后，取出胖头鱼头放入盘中，勾芡即可。

营养功效：此菜肉质滑润，入口醇香。可疏肝解郁，健脾利肺，补虚弱。

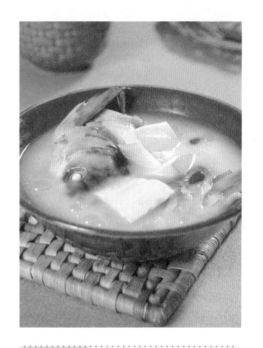

小贴士

炖汤时可加几滴醋或酒，味道会更加鲜美。

🐼 葱油黄花鱼

原料：黄花鱼1条，姜片、葱丝、姜丝、葱结各少许，花生油、精盐、料酒、酱油各适量。

做法：

1.将鱼洗净后在身两侧肉厚处剖一刀。

2.将鱼放油锅，加葱结、姜片、料酒，嫩熟时，捞起装盘。

3.把姜丝、精盐、料酒、酱油及煮鱼原汤100毫升放在小碗中调匀，浇在鱼身上，撒上葱丝。再将热油浇在葱丝上即成。

营养功效：此鱼肉质软绵，汁醇味厚。可健脾升胃、安神止痢、益气填精。

小贴士

姜、葱的量要根据孕妈妈的胃口和身体状况而定。

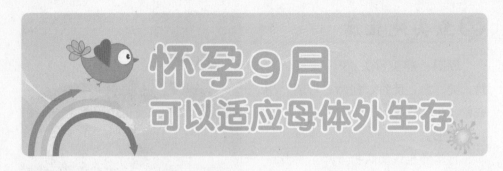

 胎宝宝与孕妈妈

 孕妈妈身体变化档案

　　本月孕妈妈要和家人确定好采取何种分娩方式以及分娩的医院，并且做好分娩和住院的准备工作，以便在预产期以前有临产感也不必着急。

孕妈妈身体变化档案		
身体变化	体重	与上个月持平
	腹部	腹部变得更大，压迫着心脏、肺等器官，容易导致食欲不佳、呼吸困难等。有时腹部会出现痉挛
	阴道	阴道变得柔软
	呼吸	由于胎宝宝进入骨盆，重量增加，压着肺，让孕妈妈感觉呼吸不够顺畅
	颜面	雀斑越来越多
	子宫	子宫口变柔软，子宫底高28～30厘米，并且子宫压着膀胱
	乳房	与前一个月基本一致，但血量的增加，有些孕妈妈乳房上还可能出现蓝色血脉网纹
	胎动	胎动频率明显减少，每12小时在30次左右为正常
心理状态		身体上的变化加重了孕妈妈的生理和心理负担，让孕妈妈情绪不稳定，这对母婴都是不利的，严重者会影响正常分娩。因此家人要帮助孕妈妈调整心态，调理饮食，消除孕妈妈的忧虑，保持健康的心态

孕妈妈越接近临产，排尿次数明显增多，总感觉还有尿没有排净，有时咳嗽、打个喷嚏时也会有少许尿液流出，这都是正常的生理现象，在分娩后自然消失。因此，孕妈妈不必担心，出门走动前先排完尿，会更好些。

❀ 胎儿发育成长档案

胎宝宝9个月了，每天会按照孕妈妈的作息时间休息、醒来，当然，胎宝宝没有成人那么有精力，醒来玩一会儿，可能又进入睡眠状态。胎宝宝可能会将手指头伸进嘴里吮吸，还会用手去抓脐带。

胎宝宝的大脑发育进一步完善，具备呼吸、吸吮等生活能力。

胎儿发育成长档案			
胎重	2 000～2 800克	胎长	450～500毫米
五官	五官的发育已经成熟，基本具备了成人的功能。		
皮肤	皱纹减少，具有了弹性，并呈粉红色。		
头部	头部的头发长长了，大脑发育良好，能指挥身体各部位。颌可能尚未完全闭合。头部已经下降至骨盆。		
器官	内脏发育齐全、成熟，性器官发育完成。		
神经系统	神经系统比较发达，对外界的刺激都能作出适当的反应，其水平已接近即将分娩的宝宝。		
泌尿系统	泌尿系统已经建立和完善，能将体内的废物顺畅地排泄到羊水中。		
胎动	有少许活动，孕妈妈一般都能觉察到。		
四肢	四肢长得更长了，指甲变长了，活动不能自如。		

胎教在行动　环境胎教

在安逸平和的环境中怀孕的孕妈妈，孕妈妈如果每天看些鲜艳美丽的画报、草木，置身于洁静、美观、舒适、愉快的环境中，其生出的婴儿的相貌、体态则选取父母双方的优点者多，高智商儿也多。

本月营养与保健

❀ 控制饮食，为分娩做准备

坚持少食多餐、丰富多样、清淡质优

孕妈妈需持之以恒地遵行孕期的饮食原则，这已经是孕九月了，千万不能掉以轻心，或者认为胎宝宝抵抗能力较好，没什么大碍了，其实不然。坚持少食多餐、丰富多样、清淡质优，既能保证孕妈妈的身体营养所需，缓解妊娠反应，又能满足胎宝宝的营养所需，保证胎宝宝的健康安全。

另外，孕妈妈要适当控制脂肪的摄入量，蛋白质要以优质蛋白质为主，摄入富含无机盐和维生素的食物，同时要在医生的指导下继续服用钙剂和维生素D制剂。

补充膳食纤维和维生素B_1

在孕后期，孕妈妈的身体变化已经非常大了，无论身体负担，还是心理负责都比较重，如上述孕妈妈心理状态中提到的各种现象，给孕妈妈带来许多苦恼。为了缓解这些苦恼，孕妈妈可采用食疗的办法。

孕妈妈可适当调整饮食结构，吃一些含有膳食纤维的食物，以促进肠胃蠕动，如芹菜、菜花、豆芽、胡萝卜、海藻等，还有就是新鲜水果，再安排适量的户外运动。

维生素B_1不足，易引起呕吐、倦怠、体乏，还可影响分娩时子宫收缩，使产程延长，分娩困难。

控制饮食量

本月已进入临产期，胎宝宝的发育速度最快。孕妈妈不必担心胎宝宝体重不够而大吃特吃。如果孕妈妈在前面数月的饮食起居有规律，营养适量，孕检的各项指标都正常，那胎宝宝是健康的。如果孕妈妈吃得太多，营养非常充足，加上胎宝宝的吸收能力已经加强，胎宝宝的身体发育会相当迅速，个头会较大，给孕妈妈的自然分娩带来困难，甚至难产而出现危险。孕妈妈的体重超标，也可能引起妊娠高血压等。

因此，孕妈妈适量控制主食和甜食的摄入，每天进食富含维生素B_2的食物，如蛋黄、酸奶、牛奶、卷心菜等。

吃些有利于分娩的食物

最近，国外有研究表明，产妇分娩方式与其妊娠后期饮食中锌含量有关，每天摄锌量越多，其自然分娩的机会越大，反之，则只能借助产钳或剖宫产了。

锌是人体必须的微量元素，对人的许多正常生理功能的完成起着极为重要的作用。据专家研究，锌对分娩的影响主要是可增强子宫有关酶的活性，促进子宫肌收缩，把胎儿驱出子宫腔。当缺锌时，子宫肌收缩力弱，无法自行驱出胎儿，因而需要借助产钳、吸引等外力，才能分娩出胎儿，严重缺锌则需剖宫产。因此，孕妈妈缺锌，会增加分娩的痛苦。此外，子宫肌收缩力弱，还有导致产后出血过多及并发其他妇科疾病的可能，影响孕妈妈的健康。

在正常情况下，孕妈妈对锌的需要量比一般人多，这除了孕妈妈自身需要锌外，还得供给发育中的胎宝宝需要，妊娠的孕妈妈如不注意补充，就极容易缺乏。所以孕妈妈要多进食一些含锌丰富的食物，如肉类中的猪肝、猪肾、瘦肉等；海产品中的鱼、紫菜、牡蛎、蛤蜊等；豆类食品中的黄豆、绿豆、蚕豆等；硬壳果类的是花生、核桃、栗子等，均可选择入食。特别是牡蛎，含锌量最高，每百克含锌100毫克，居诸品之冠，堪称锌元素宝库。

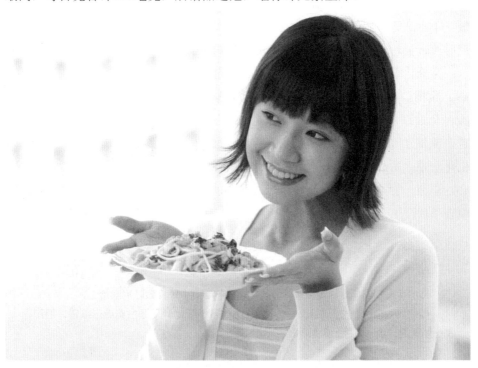

做好家庭护理，监测宝宝安全

继续做好胎宝宝的家庭监护

有人会认为胎宝宝已经有9个月了，且刚刚的孕检显示一切正常，应该没有什么意外了，事实上越在接近临产越不可掉以轻心，稍不留神会让胎宝宝早产或缺氧。因此，要坚守好岗位，继续做好胎宝宝的家庭监护工作。

观测胎动。若出现胎宝宝缺氧，应立即去医院。

观测胎心。胎心率过快或过慢，是有危险的，应立即去医院。胎心率参考值为120~160次/分钟。

自测血压。监测血压主要是为了排除"妊娠高血压综合征"。因此只要日常血压监测不超过140/90毫米汞柱就行了，若不在这个范围内，在咨询医生以寻求解决办法的同时，可采用食疗办法辅助解决，如莲子、桂圆、大枣、太子参、山药等，少吃冬瓜、西瓜、芹菜、山楂、苦瓜、绿豆、海带等。

认真做好孕检

医生除了前几次的常规检查外，还会进行分娩前的准备工作。

B超检查：做一次详细的超声波检查，包括胎儿双顶径大小、胎盘功能分级、羊水量等。妈妈以评估胎儿当时的体重及发育状况，并预估胎儿至足月生产时的重量。一旦发现胎儿体重不足，孕妈妈就应多补充一些营养物质。

常规检查有：全身体格检查、体温、脉搏、呼吸、血压、身高、体重、宫高、腹围、水肿等，妊娠期糖尿病筛查试验，全血细胞分析，尿常规，高危妊娠筛查，监测胎动，B型溶血性链球菌培养，血生化全项，胎心监护，心电图，多普勒听胎心，彩超，骨盆测量，骨盆内诊等，具体的检查项目医生会根据临床情况进行调整。

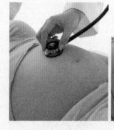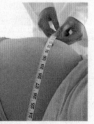

贴心小语

有的孕妈妈是近视，可为了不掩盖住自己的美丽，选择戴隐形眼镜。

孕期，因体质发生了变化，眼角膜也出现各种变化，不适合戴隐形眼镜，否则易发生角膜炎、溃疡，甚至失明的危险。

辨别真假分娩

有的孕妈妈会时而出现分娩的假象，或子宫无规律的收缩。一般来讲，真假分娩不易分辨。不过还是有一定的规律可循，假分娩宫缩无规律，且宫缩程度不如真分娩剧烈。

下表是真假分娩之间的差别，仅供参考：

鉴别类型	假分娩	真分娩
宫缩时间	无规律，时间间隔不会越来越小	有固定的时间间隔，随着时间的推移，间隔越来越小，每次宫缩约持续30～70秒
宫缩强度	通常比较弱，不会越来越强；有时会增强，但随后就减弱了	宫缩强度稳定增加
宫缩疼痛部位	通常只在前方疼痛	先从后背开始疼痛，而后转移至前方
运动后的反应	孕妈妈行走或休息片刻后，有时甚至换一下体位后都会停止宫缩	不管如何运动，宫缩照常进行

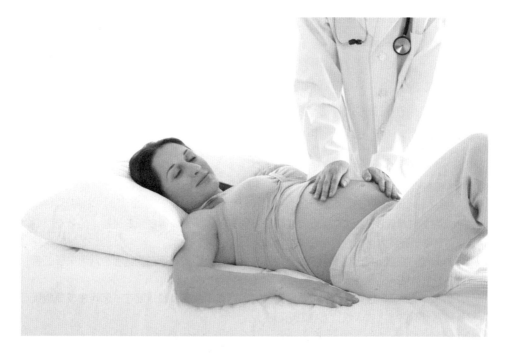

若出现下列情况，需立即去医院：

①即便在没有发生宫缩的情况下，羊膜破裂，羊水流出。

②阴道流出的是血，而非血样黏液。

③宫缩稳定而持续的加剧。

④孕妈妈感觉胎宝宝活动减少。

自然分娩与剖宫产

自然分娩是指胎儿通过阴道娩出的过程。它是一种自然的生理现象。剖宫产则是经腹部切开子宫取出胎儿的过程，它并非是胎儿最安全的分娩方式。通常医生根据临床诊断，确定分娩方式。如果孕妈妈健康无并发症，且骨盆、胎位、胎宝宝大小等都适合自然分娩，医生就会鼓励孕妈妈采用自然分娩。

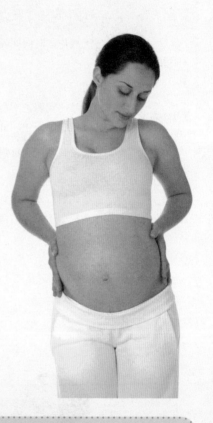

剖宫产的技术已经相当成熟了，但毕竟是一种手术，是存在风险和并发症的。与自然分娩相比，剖宫产具有以下不利因素：出血多、住院和卧床时间更长、产后恢复更慢，以及伴有并发症。

总之，正常情况下宜采用自然分娩，当然确实需要进行剖宫产的孕妈妈也不要过于担心，你如果在正规的医院，资质高，所选医生经验丰富，也不必过于担心，成功率是相当高的。

✳ 孕育知识小链接 **绝不能混吃的几种食物**

1.海鲜与啤酒　很多家庭都喜欢在烹饪海鲜时加入啤酒，以便菜肴更香，二者混吃会促使有害物质在体内结合，易形成尿路结石。

2.鸡蛋与豆浆混吃　鸡蛋中的黏液性蛋白会与豆浆中的胰蛋白酶结合，从而失去二者应有的营养价值。

3.菠菜与豆腐　豆腐含有氯化镁、硫酸钙，而菠菜含有草酸，混在一起可生成草酸镁和草酸钙，不易被人体吸收，而易患结石症。

准爸爸应知

✿ 帮助孕妈妈训练分娩的辅助动作

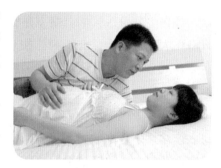

为了使分娩顺利进行，特别是选择自然分娩的孕妈妈，要训练分娩的辅助动作，其目的是减轻分娩的疼痛，让胎宝宝顺利来到世界上与我们共同生活。

分娩能否顺利进行，很大程度取决于孕妈妈是否懂得用力、休息、呼吸，所以孕妈妈应该从这几方面进行训练。

腹式深呼吸

孕妈妈学会了腹式呼吸，可以将清新的空气输送到体内，有助于胎宝宝的发育。

腹式呼吸正确的姿势是：背后靠一小靠垫（或柔软的枕头），把膝盖伸直，全身放松，两手轻轻放在肚子上，然后开始做腹式呼吸，用鼻子吸气，直到肚子膨胀起来：吐气时，口型缩小，慢慢地、有力地坚持到最后，将身体内的空气全部吐出来。

注意吐气的时候要比吸气的时候用力，慢慢地吐。每天做3次以上，不仅对胎宝宝有好处，而且可以帮助孕妈妈减轻分娩时的阵痛。

这种腹式呼吸可有效提高血氧浓度，使胎儿从血液中获得更多的氧气，有利于胎儿的生长发育；其次，腹式呼吸可放松紧张心理，有助于调节产程的顺利进行。

浅呼吸

像分娩时那样平躺着，嘴唇微微张开，进行吸气和呼气间隔相等的轻而浅的呼吸，此法用于解除腹部紧张。

短促呼吸

像分娩那样，双手握在一起，集中体力连续做几次短促呼吸，为的是集中腹部力量，使胎宝宝的头慢慢娩出。肌肉松弛法：肘和膝关节用力弯曲，接着伸直放松，这是利用肌肉紧张感的差异进行放松肌肉的练习。

准爸爸做好迎接宝宝的准备

陪伴式分娩

陪伴式分娩是指孕妈妈分娩时，准爸爸（或其他亲属）在旁陪伴，并且由经验丰富的医生接生的分娩形式。

我国大部分医院的分娩室是独立设置的，孕妈妈在分娩时要与家人分开，只身一人在分娩室，会感到孤独无助，产生恐惧心理。当前，很多医院逐步推行陪伴式分娩。陪伴式分娩能缓解孕妈妈的心理紧张，从而更好地配合医生，减轻分娩疼痛，提高顺产率。

陪伴式分娩中医护人员会指导你或家人带好相关物品、食物，穿好消毒衣进入产房，陪伴在孕妈妈身旁，宽慰孕妈妈，给了孕妈妈许多动力，让孕妈妈具有一种安全感和幸福感，增强了自然分娩的信心。

选好护理人

随着预产期的临近，准爸爸和孕妈妈可能只顾着做好临产前的准备了，而忽视了产后的护理，如孕妈妈护理、婴儿护理、育儿计划等，这些都应提前准备，以免在宝宝出生后手忙脚乱。

最好让自己的妈妈或婆婆照顾比较妥当，因为她们不但有经验，而且是真心关心孕妈妈和宝宝的健康，会细心护理，一家人在一起也不会感觉别扭。如果没有老人照顾的条件，也可以花钱去请月嫂，但要注意，如果是月嫂进行登门服务时，一定要通过正常渠道，并且要有健康证明。要尽量挑选年龄稍大的、有实际育儿经验和丰富生活经验的。月嫂确定后，可根据孕妈妈及家里的实际情况，制定合理的服务时间及范围。

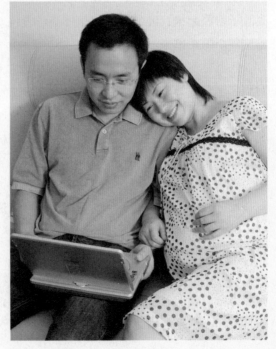

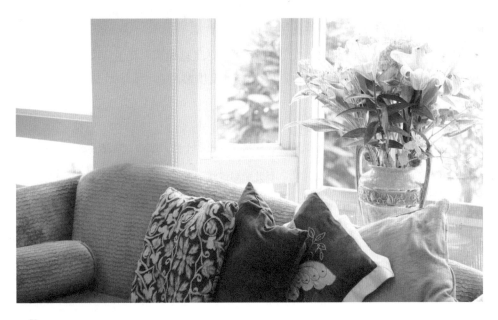

🌸 将家清洁干净

清扫布置房间

在孕妈妈产前应将房子收拾好，以使孕妈妈愉快的度过产假期，使宝宝出生在一个清洁、安全地环境，房间一旦确定，就要进行清扫和布置。如果可能的话最好能粉刷一次，如果不能粉刷，也一定要认真地将墙面清扫一次。清扫时要注意顶部和墙体的上部有无开裂的墙皮或可能会掉下来的东西，如果有，或将其拆除，或采取加固措施，以保证安全。还要注意房间的采光和通风情况，使采光和通风条件尽可能完善。检查房间是否有鼠迹、蟑螂、蚂蚁等，要采取有效措施消灭这些有害物并防止再度出现。

布置房间应当首先将孕妈妈和小宝宝安排在采光、通风条件好，安静、干燥的位置。如果房间少，不能专为孕妈妈和小宝宝安排一间的话，可用家具为孕妈妈和宝宝隔一小间，以便尽量减少外界的干扰。

拆洗被褥、衣服

孕妈妈做月子前，行动已经不方便了，准爸爸应当主动地将家中的被褥、床单、枕头拆洗干净，并在阳光下暴晒消毒，以便使孕妈妈能够顺利的度过月子期。孕妈妈做月子时所需穿的衣服，如果是旧衣服的话，孕妈妈也应当在孕妈妈产前洗干净，暴晒消毒之后放置好。

提前做好分娩前后的物质准备

布置好清洁舒适的房间，尤其是夏天，要注意通风，防止孕妈妈中暑。检查宝宝的用品、营养品是否备齐，以下清单仅供参考：

宝宝用品

寝具	婴儿床、床垫、床单、枕头、棉被、毛毯、蚊帐、防湿尿垫、纸尿裤
浴具	浴盆、浴托、浴巾、婴儿肥皂或沐浴露、洗脸毛巾、棉球、爽身粉
衣物	棉质的内衣外衣、连体装、鞋、棉质袜子
喂哺器皿	大奶瓶、小奶瓶、奶瓶消毒锅、奶瓶刷、吸乳器
护理用品	体温计、棉花、酒精
营养品	奶粉等
洗涤用品	如肥皂、洗洁精、去污粉等。由于这些东西不易变质，为了方便，可以一次多购置一些，注意要选择质量有保证的产品

妈妈物品

盥洗用品	牙刷、牙膏、梳子、毛巾、脸盆、茶杯、拖鞋
个人用品	换洗衣物、卫生巾、前扣式的睡衣或睡袍、舒适的喂奶胸罩、出院时妈妈、宝宝所需的衣服
食品	挂面或龙须面、红枣、鲜鸡蛋、面粉、红糖、红豆、黑米、水果汁、蜂蜜、葡萄糖，以备饥饿和产时接力用的巧克力，以及适量的虾皮、黄花、木耳、花生米、芝麻、葡萄干、干贝、海带、核桃等能够储存较长时间的食品
入院绝不能忘记带的	身份证、母子健康手册、住院费用、医疗保险卡、秒表等

本月推荐营养餐

 ### 清蒸武昌鱼

原料：鲜武昌鱼、熟火腿、香菇、鸡油、猪油、鸡汤、盐、绍酒、精盐、胡椒粉、葱结、姜块各适量。

做法：

1.将鱼处理干净后撒上精盐；香菇和熟火腿切成薄片，与鱼一起放入容器内，加葱、姜和绍酒上笼蒸熟，拣去姜块、葱结。

2.锅内下猪油烧热，倒入蒸鱼的汤汁，下鸡汤烧沸，加入盐、鸡油后起锅，浇在鱼上面，再撒上胡椒粉即成。

营养功效：武昌鱼肉质肥嫩，味道鲜美，营养丰富。此菜可补虚，益脾，养血。

小贴士

切鱼时应将鱼皮朝下，刀口斜入，最好顺着鱼刺，切起来更干净。

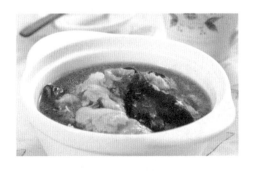

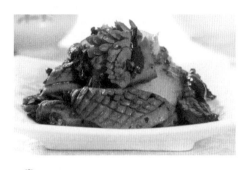 ### 炒腰花

原料：猪腰子250克，木耳25克，青蒜100克，酱油、葱、醋、料酒、水淀粉、姜水、花生油、清汤各适量。

做法：

1.将猪腰子切块；葱切丝，青蒜切段，木耳撕成小片，一起放入小碗内，加酱油、料酒、姜水、醋、水淀粉和少许清汤，兑成芡汁。

2.猪腰块用开水焯一下捞出。锅内放油烧热，下腰块稍爆捞出，再将芡汁倒入油锅炒浓，下入爆好的腰块翻炒，出锅淋热油即可。

营养功效：此菜色泽金红，脆嫩爽口健脾，可生血、补中益气。

小贴士

制作时，猪腰洗净后要除去膜，去掉白色的筋。

拌西红柿黄瓜

原料：西红柿，黄瓜，酱油，糖，麻油各适量。

做法：

1. 将西红柿稍烫后去皮切成薄片，黄瓜开水烫一下取出，也切成片。

2. 将西红柿片、黄瓜片放入盆中或碗中，把酱油、糖、麻油合在一起浇上即成。食时拌匀。

营养功效：此菜色泽艳丽。可促进食欲，可作为孕妈妈夏季的保健食谱。

> **小贴士**
>
> 孕妈妈脾胃虚弱、腹痛腹泻者不宜食用。

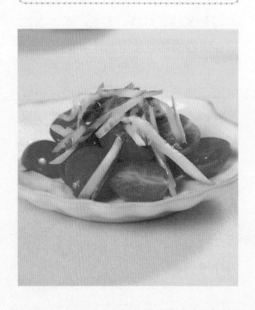

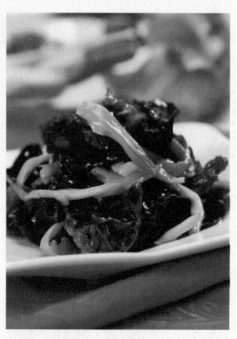

木耳黄花菜

原料：木耳20克，黄花菜80克，葱、鲜汤、精盐、湿淀粉、油各适量。

做法：

1. 将木耳泡软撕成片。黄花菜用冷水泡，去杂洗净，挤去水分。

2. 将葱花煸香，放入木耳、黄花菜煸炒，加入鲜汤、精盐，煸炒至木耳、黄花菜熟而入味，用湿淀粉勾芡即成。

营养功效：此菜清香适口，色彩诱人。可作为孕妇的保健食品。

> **小贴士**
>
> 鲜黄花菜不宜食用。

五子蒸鸡

原料： 活嫩母鸡150克，莲子10克，枸杞子、红枣、松子、五味子各5克，绍酒、葱、姜、精盐各适量。

做法：

1. 活母鸡宰杀加姜、绍酒煮熟。

2. 莲子去皮心，枸杞子、红枣、松子、五味子洗净。

3. 将鸡去大骨后放碗中，再加入枸杞子、红枣、松子、五味子，倒入原汤，加精盐，上笼蒸3小时，至酥烂即成。

营养功效： 此菜汤色银红，清而见底，口味香咸。可明目降压、养血安神。

小贴士

鸡肉的营养高于鸡汤，因此，将鸡蒸食，最能保留营养。

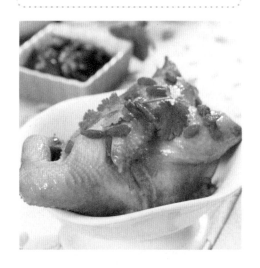

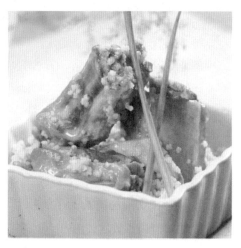

小米蒸排骨

原料： 猪排骨300克，小米100克，葱1根，干豆豉1大匙，料酒2小匙，甜面酱、盐、冰糖各1小匙，姜、鸡精各少许。

做法：

1. 小米浸泡20分钟；排骨洗净剁成长段；豆豉剁细；冰糖研碎；姜葱切末。

2. 将排骨加豆豉、甜面酱、冰糖、料酒、盐、鸡精、姜末、少许植物油拌匀，装入蒸碗内，在上面撒上小米，上笼用大火蒸熟，取出扣入圆盘内，撒上葱花即可。

营养功效： 此菜味道鲜美，口感醇厚，对反胃、呕吐有功效。

小贴士

小米忌与杏仁同食。

青椒里脊肉

原料：猪里脊肉200克，青椒150克，鸡蛋1个，麻油、精盐、水淀粉、料酒、干淀粉、花生油各适量。

做法：

1.猪里脊肉切成柳叶形薄片，放入碗内加精盐、鸡蛋清、干淀粉，拌匀上浆；青椒切成与肉片大小的片。

2.将里脊肉片放入油锅内炒至七成熟后捞出，再下入青椒片煸炒至变色，加料酒、精盐和清水烧沸，用水淀粉勾芡，倒入里脊肉片，淋麻油即成。

营养功效：此菜色泽白绿，淡雅美观，富含各种营养素。

小贴士

因有过油炸制过程，需准备花生油500克左右。

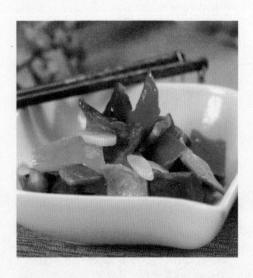

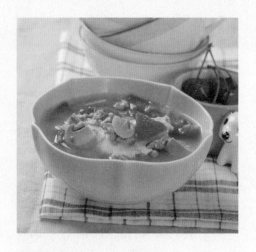

鲜菇番茄汤

原料：平菇，草菇，猪瘦肉，西红柿，黄瓜，淀粉，酱油，高汤，料酒，盐各适量。

做法：

1.平菇洗净撕条；草菇洗净用盐余一下。猪瘦肉洗净切片，拌入料酒、酱油、淀粉腌10分钟；西红柿、黄瓜洗净切斜片。

2.将猪肉片放入高汤内，并加入平菇、草菇和番茄片，加精盐调味，最后放入黄瓜片，煮熟即关火盛出。

营养功效：此菜色泽美观，鲜嫩滑爽。可以改善人体新陈代谢、增强体质。

小贴士

千万别放多了酱油，否则汤汁的颜色不好看。

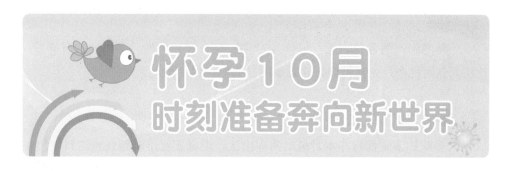

 胎宝宝与孕妈妈

 孕妈妈身体变化档案

本月，孕妈妈要每周做一次孕检。等待宝宝出生的心情是忐忑不安的、焦躁的、急迫的，在这个阶段孕妈妈要和准爸爸多谈些轻松的话题，适当转移注意力，缓和紧张心情，为分娩做好充分的心理准备。

孕妈妈身体变化档案		
身体变化	体重	达到最高峰，约8～12千克
	胸部	胸部不再增大，感觉更舒服更轻松了
	腹部	腹部的压力小了，突出的肚子向下移
	阴道	比前一个月更加柔软，为胎宝宝出生做好准备。分泌物增加，需留意是否有血迹，否则要立即就诊
	呼吸	呼吸更顺畅，不会有比较吃力的感觉了
	子宫	子宫变得更柔软且下降，对胃的压迫减轻，呼吸更轻松
	乳房	会有更多的乳汁溢出
	胎动	很少有胎动了，因为胎宝宝的头部进入了孕妈妈的骨盆，定好了位，并且需要做好出生前的充分准备
心理状态		孕妈妈最大压力来自于对分娩的期待，会表现出焦躁不安。所以，孕妈妈应尽量放下心中的包袱，适当活动，充分休息，密切关注自己身体的变化

✿ 胎儿发育成长档案

大多数的宝宝都将在本月最后两周出生，但真正能准确地在预产日期出生的胎宝宝只有5%，在预产日前后两周出生都是正常的。但如果在预产日后两周还没有临产迹象，特别是胎动明显减少时，就应该立即就诊，尽快娩出宝宝。

胎儿发育成长档案			
胎重	约3000~4500克	胎长	约50厘米
眼睛	眼睛会主动转向光源，感觉器官和神经系统对外界的刺激反应迅速，能感知孕妈妈的心情变化和对自己的态度		
皮肤	皱纹减少，具有了弹性，并呈粉红色		
头部	头部进入孕妈妈的骨盆；头发更长了，约3~5厘米，颜色也变黑了；头盖骨更硬了；大脑内部开始形成包扎着神经纤维的髓鞘		
器官	心脏、肝脏等器官全部形成，并能独立开展工作，为脱离孕妈妈而独立生活做好了充分的准备		
神经系统	非常成熟和发达		
骨骼	骨骼坚固，关节灵活，摆动自如		
胎动	安静多了，活动量明显减少		
胎盘	胎盘功能退化		
四肢	四肢的肌肉比较发达，关节摆动自如		

胎教在行动 信息胎教

信息胎教包括文字、书法、绘画等方式。主要是用简单易懂的语言给宝宝讲实际生活中的实物，如：苹果、生梨、牛、羊、蔬菜。其目的是通过各种信息刺激，促进胎儿各种感觉功能的发育成熟。

本月营养与保健

 掌握分娩饮食原则，助顺利分娩

分娩前进食要领

临产前，孕妈妈由于阵阵发作的宫缩痛而影响胃口。如果不想办法进食，分娩时会体力不足，导致分娩时间延长和其他不利因素的产生。所以要学会在宫缩间歇进食的"灵活战术"。饮食以富于蛋白质、维生素，易消化为好。可根据自己的爱好，选择蛋糕、面汤、稀饭、肉粥、藕粉、点心、牛奶、果汁、苹果、西瓜等多样食品。每天进食4～5次，少食多餐。

巧克力是"助产大力士"

当前很多营养学家和医生都推崇巧克力，认为它可以充当"助产大力士"。一是因为巧克力营养丰富，含有大量的优质碳水化合物，而且能在很短时间内被人体消化吸收和利用，产生大量的热能，供人体消耗；二是由于它体积小，发热多，而且香甜可口，吃起来很方便。因此，孕妈妈临产时吃几块巧克力，可缩短产程，顺利分娩。

营养补充重质量

胎宝宝即将出生，孕妈妈10个月的辛酸就要出成果了。保证优质而足量的营养依然不能放松，因为胎宝宝的发育需要源源不断的营养，并且孕妈妈的各项器官变化也需要"额外"的营养。如果营养不足，会影响胎宝宝的正常发育，孕妈妈也容易出现贫血、骨质疏松软化等不良症状，会影响子宫的正常收缩，对分娩带来困难。

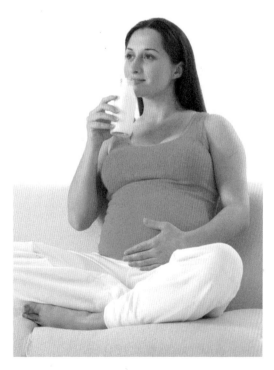

越是接近临产，就越要多吃些含铁质的食物，如菠菜、紫菜、芹菜、海带、黑木耳、动物肝、蛋黄、牛奶、内脏、豆类等。

控制脂肪和碳水化合物摄入量

孕妈妈由于各器官负荷加大，血容量增大，血脂水平增高，活动量减少，总热能供应不宜过高，要适当控制脂肪和碳水化合物的摄入量，以免胎儿过大，造成分娩困难。为了储备分娩时消耗的能量，你应该多吃富含蛋白质、糖类等能量较高的食品。如果孕妈妈还在服用钙剂和鱼肝油的话，应该停止服用，以免加重代谢负担。

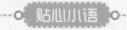 贴心小语

许多准爸爸孕妈妈都知道服用脑黄金DHA营养品对胎宝宝的大脑发育大有益处，可怎么服用呢？时间选择上需恰当，宜在孕中晚期服用鱼油类DHA制品并且应在吃鸡蛋、鱼、豆腐等食物后，服用DHA营养品，这样吸收才充分。

❋ 做好分娩准备，迎接宝宝降临

随时做好分娩准备

本月是孕期的最后一个月，随时都有可能破水、阵痛而分娩，因而要提前做好准备。务必避免独自外出、或长时间在外。虽然能随时产生分娩的可能，但运动还是需要的，关键要掌握好度，精力消耗过多会妨碍分娩。保证充足的睡眠时间和睡眠质量，充分休息，也是必需的。若发生破水或出血等分娩征兆，就不能再行入浴。

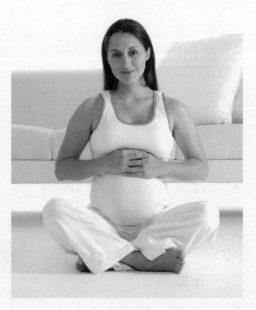

● **身体准备**

睡眠休息：分娩时体力消耗较大，因此分娩前必须保持充分的睡眠时间，午睡对分娩也比较有利。

生活安排：接近预产期的孕妇应尽量不外出和旅行，但也不要整天卧床休息，做一些力所能及的轻微运动还是有好处的。

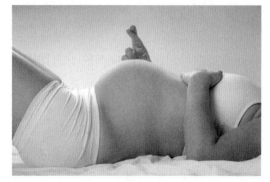

性生活：临产前应绝对禁止性生活，避免引起胎膜早破和产时感染。

洗澡：孕妈妈必须注意身体的清洁，由于产后不能马上洗澡，因此，住院之前应洗澡，以保持身体的清洁。若到公共浴室洗澡，必须有人陪伴，以防止湿热的蒸气引起孕妈妈的昏厥。

心理准备：分娩是一种自然的生理现象，但随着预产期越米越近，孕妈妈的心情变得紧张、害怕而有些不安。为了保持平和心态，孕妈妈要在分娩前了解分娩流程，对自己将要经历的事情有一些心理准备，如向前辈汲取经验，观看分娩录像等。为了分散自己紧张的注意力，孕妈妈还可以读有图片的图书，放节奏舒缓的音乐，将注意力集中在自己爱好的事情上去。还有很多孕妈妈们去拍自己怀孕时期的写真集，用这样的方法不仅可以缓解紧张情绪，还可以和自己的宝宝沟通情感。

分娩时子宫会一阵阵的收缩，孕妈妈就会感到一阵阵腹部和腰部的胀痛不适。但这种疼痛大多本不那么痛，而是由于精神紧张，对分娩恐惧，使疼痛感加强了。如果从分娩开始就泰然处之，主动地去稳定自己的情绪，疼痛就不会那么严重了。

孕妈妈应该相信现在的医疗技术，分娩的安全性比过去大大提高了。在医院里分娩，孕妈妈的生命危险接近于零。在自然分娩困难，或有危险时，医生会马上采取措施。而目前手术的成功率已接近100%。所以，产妇的顾虑是不必要的，所以要满怀信心地分娩。

贴心小语

孕妈妈流鼻血了怎么办呢？孕期孕妈妈流鼻血，若孕前没有类似的现象，属正常现象，不必过于担心。可用消毒药棉塞鼻腔内，外施冷敷即可止血，一般在分娩后一周能自愈。若伴有其他症状或由其他症状引起的，则需就诊。

● 产前检查

检查子宫的高度、血压、查尿液里的糖分及蛋白、量体重、检查孩子的体位，检查骨盆各径线有无异常，根据孩子大小和骨盆径线确定分娩方式。

确认胎位是临产前很重要的一项检查，检查主要是确定胎宝宝属于头位（头先露）、臀位（臀先露），或属于其他异常胎位。这是确定自然分娩与剖宫产的重要依据。

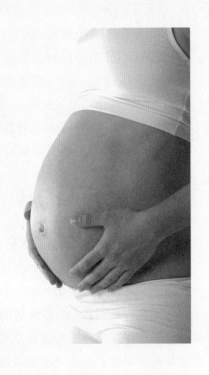

B超检查的目的是看羊水量、胎盘位置、胎盘成熟度及胎儿有无畸形，了解胎宝宝的发育与本月是否相符，本次B超将为确定采取哪种分娩方式提供可靠的依据。

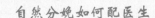
自然分娩如何配医生

在预感自己即将分娩时，可赶紧吃点有胃口的食物，如多饮汤水以保证有足够的精力来承担分娩重任。

在体内有足够水分的情况下，每2～4小时主动排尿1次，有利于先露下降和子宫收缩。

采取最佳体位，除非是医生认为有必要，不要采取特定的体位。只要能使你感觉减轻阵痛，就是最佳体位。

孕妈妈在有宫缩感时用力。两手握住东西，吸一口气憋住，接着用力。在宫缩间隙，可放松、休息，喝点水，准备好再次用力。当胎头即将娩出时，孕妈妈密切配合接生人员，不要再用力下屏，避免造成会阴严重裂伤。

每次宫缩时深吸气，呼气时缓缓下降，以减少痛苦。

❋ 孕育知识小链接 孕期能饮用绿茶饮料吗？

绿茶俗称微量元素的"富矿"，据测定，在基本饮要相同的情况下，常饮绿茶的孕妈妈比不饮者每天多摄取锌达14毫克之多。此外，绿茶所含的铁元素也相当多。不过，饮绿茶最好餐后30～60分钟。

准爸爸应知

做好产前的各项准备

1 最后一次孕检是最为重要的，无论再忙，你也要陪孕妈妈做这次孕检，了解一下病房、产房的环境，确定好助产医生。

2 确定好医院后，要观察去医院的路上的交通状况，以便选择最佳交通工具。算好家离医院的距离，算好需要多长时间可以到达，寻找一条最佳路线外，最好找一条备用的路，以便当第一条路堵塞时能有另外一条路供选择，尽快到达医院。

3 一般情况下，孕妈妈临产前都会出现一定程度的紧张心理，此时她们非常希望能有来自人尤其是准爸爸的鼓励和支持。所以，准爸爸在孕妈

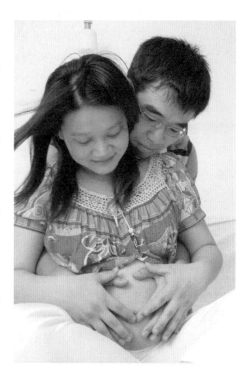

妈临产前应该尽可能拿出较多的时间陪伴她，亲自照顾她的饮食起居，使她感到你在和她一起迎接着考验。这是准爸爸对于孕妈妈生产的最好帮助。

4 全面检查去医院分娩的各项物品，并将家清洁整理好。

母乳喂养和奶粉喂养的利弊

宝宝出生后，采用何种方式喂养，准爸爸必须认真考虑。国内外医学界一致认为母乳是最佳选择，只有在母亲健康状况不允许或母乳不够时，才使用奶粉。然而，无论是用母乳还是奶粉喂养宝宝，里面都很有学问。我们来对比一下母乳喂养与人工喂养的利弊，顺便也让我们了解一下两种喂养方式的技巧。

①母乳：

培养亲情——用母乳给孩子喂奶时，母子肌肤相亲，最能培养宝宝与母亲之间的感情。

抵抗病菌——母乳中含有抗生素，有助于宝宝抵抗病菌。宝宝刚出生时，抵抗力微弱，病毒容易入侵，导致耳疾、腹泻、口腔溃疡、百日咳等。母乳喂养的宝宝患病几率比吃奶粉的宝宝低很多。

有助消化——母乳中含有的多种酶和其他物质能帮助消化和营养吸收。这一点是奶粉不可比拟的。

花费低廉——虽然母亲哺乳要额外摄入营养，但是与购买奶粉相比，却要节省得多。

喂养方便——不用为了选购奶粉而发愁，避免了冲泡奶粉的劳动。

防止肥胖——研究结果表明，哺乳有助于母亲在产后恢复和保持体形，防止肥胖。

温度适宜——母乳的温度十分适宜，正是宝宝所需要的。

受母亲身体状况的制约大——如果母亲身体不佳，奶水不足，或者动过乳房手术，则需辅助性使用奶粉。如患有艾滋病、肝炎等传染病，则不宜哺乳。

对母亲的影响大——因为宝宝吃奶的频率高，会影响母亲工作、出差和旅游。喂奶还影响母亲的身体，有的会出现乳房酸痛。

②奶粉：

优 点

使用方便——如使用奶粉，无论是母亲、保姆或是其他人，在任何时间任何地点都可以给宝宝喂奶。

使母亲获得自由——母亲可以摆脱哺乳的约束，从事自己的工作或其他事务。

缺 点

缺乏抗生素和活性物质——即使再好的人造奶粉，也比不上自然的母乳。

不防菌——奶瓶、奶嘴不卫生，奶粉过期或有质量问题，水的温度不够、变质，或冲泡时间过长，都有可能含有病菌，对宝宝健康造成不利。

成本高——好的奶粉多为进口，价格昂贵。调查显示，多数使用奶粉的家庭每月的奶粉开支都会高达数百元。

准备时间长——给孩子准备奶粉，用开水冲泡，再凉到适当的温度，需要较长的准备时间，而在孩子突然要喝时，往往不是太热就是太凉。

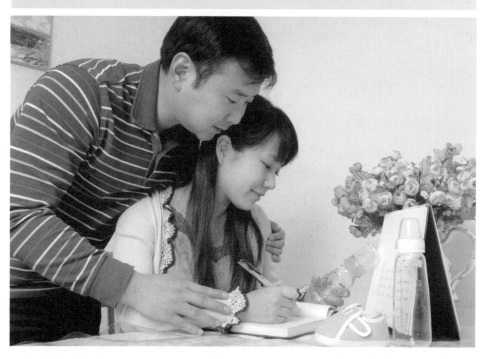

❈ 如何给宝宝哺乳

在产后尽快给宝宝哺乳

即使奶水没来，也要让宝宝吮吸，这在医学上叫做"初乳"。初乳非常有益，它除能促使奶水更快到来之外，还可以唤醒母子的免疫系统，催生各种抗生素。

在喂奶的过程中，母亲要放松，姿势要舒适

可以坐在低凳上或床边，膝上放一个枕头抬高宝宝。把宝宝放在腿上，头枕着母亲的胳膊，母亲用手臂托着宝宝的后背和小屁股，使小脸和小胸脯靠近母亲，下颌紧贴着乳房。母亲用手掌轻托起乳房，先用乳头刺激宝宝口周皮肤，待宝宝一张嘴，趁势把乳头和乳晕一起送入宝宝嘴里。要让宝宝含住乳头及乳晕的大部分，这一点非常关键，否则光靠叼住奶头吸吮是不可能得到乳汁的。由于宝宝为得到乳汁会拼命去吸吮乳头，在头几次哺乳时，母亲会感到阵阵疼痛，乳头也容易被宝宝吮破，但坚持一下，往往就会成功了。哺乳顺利时，母亲可以感到宝宝双唇和牙龈有节律地挤压乳晕，吸吮动作缓慢而有力，乳汁源源不断地流入宝宝口内，并一口一口地吞咽下去。母亲一边喂一边用手指按压乳房，以便于宝宝吸吮，又不会使宝宝的小鼻子被堵住。喂完后，要用手轻拍宝宝后背，使其打嗝，以将吸入的空气排出。

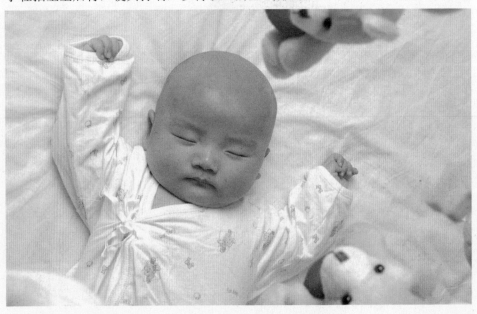

哺乳前应用温开水清洗乳头

哺乳前应用温开水清洗乳头，切忌
使用肥皂、酒精、洗涤剂等，以免除去
保护乳头和乳晕皮肤的天然薄膜，造成
乳头皲裂，影响哺乳。哺乳结束后，可
挤出少量乳汁，均匀地涂抹在乳头上，
以保护乳头表皮。母亲应穿柔软的棉质
衣衫，不宜穿化纤原料或质地粗糙的布
料上衣，以防对乳头的不良刺激。同时
应防止乳房挤压、损伤，以免影响泌乳
质量。如果乳汁分泌不足或乳房胀痛不
适，可轻轻按摩，以促进乳房血液循环
和乳汁分泌。

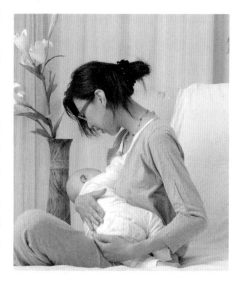

母亲应用两个乳房交替哺乳

母亲应用两个乳房交替哺乳，以免造成左右奶量相差悬殊，影响将来的形
状。一般情况下，应等到宝宝自己松开乳头后，方可拔出。如果母亲因某种原
因想中止哺乳，应先将手指放进宝宝口中，使其停止吸吮，然后拔出乳头。每
次喂奶都应给宝宝足够的时间吸吮，大致为每侧10分钟，这样才能让宝宝吃到
乳房后半部储存的后奶。后奶脂肪含量多，热能是前奶的2倍。如果母婴一方
因患病或其他原因不能哺乳时，一定要将乳房内的乳汁挤出、排空。每天排空
的次数为6～8次或更多些。只有将乳房内的乳汁排空，日后才能继续正常分泌
乳汁。

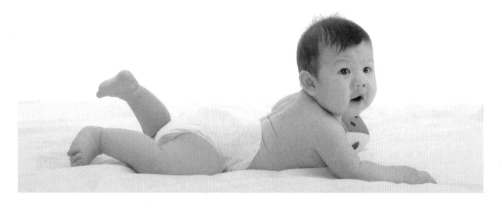

如何用奶瓶给宝宝喂奶

由于宝宝抵抗力较弱，容易受细菌感染，因此您在冲奶之前应先洗手，所有的奶瓶、奶嘴与奶盖均应用开水煮或以其他方式消毒5～10分钟。冲奶时必须使用干净、安全的自来水，同时为了确保杀灭全部细菌，还应将水煮沸5分钟，冷却备用。将温度适宜的温开水冲入放有适量奶粉的奶瓶中，盖好奶瓶，摇动奶瓶，使奶粉完全溶解。试一试温度，如果合适，就可以给宝宝喂奶了。

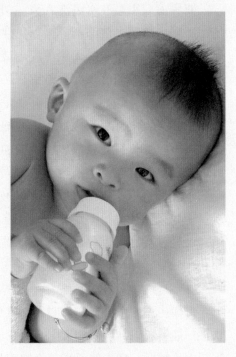

用奶瓶喂宝宝时应该注意将其抱紧，选择有吸管的奶瓶，这样宝宝不会吸入空气。奶水要能从奶嘴细细流出。如果奶嘴洞孔太小，可用消毒过的针头使它加大。如果太大，请更换奶嘴，因为喂得太快可能会引起宝宝肠绞痛。喂奶过程中要时不时的将奶瓶拿开，让宝宝休息一下。通常宝宝会在10～15分钟内会将奶吃完。如果还没吃饱，可以再冲调一些给宝宝吃。

宝宝吃饱之后，通常会自行停止吸奶，并放弃奶嘴，甚至睡着了。喂奶时间的长短取决于宝宝自己，不要强迫宝宝吃或者不吃。

大部分初生宝宝不满月时吃奶频率较高，每2到3小时吃一次，令妈妈很辛苦。满月后大多会形成规律，3至4小时吃一次，食量也会有所增加。

婴儿喂奶注意事项

1. 奶具消毒。婴儿所用的奶瓶、奶头、汤勺、锅子等，必须每次消毒。

2. 试温。喂奶前需先试温，试温方法只需倒几滴奶于手腕内侧即可，切勿由成人直接吸奶头尝试。

3. 喂奶姿势。婴儿最好斜坐在母亲的怀里，母亲扶好奶瓶，慢慢喂哺。

本月推荐营养餐

鱼羊锅仔

原料： 鲈鱼1条（约400克），带皮羊肉400克，白萝卜200克，青蒜叶20克，清水750毫升，胡椒粉0.5克，黄酒5毫升，盐适量，干辣椒2个，葱结和姜片各5克。

做法：

1. 将羊肉斩成块放开水中焯水；鱼洗净后一面切成牡丹花块，另一面划直刀，开水中烫一下；萝卜去皮，一半切成条，另一半切成大块；青蒜叶切成段。

2. 羊肉入锅，加清水、葱、姜、萝卜块、辣椒，加盖用文火烧2～3小时，见羊肉酥烂时，加入萝卜条、盐，烧10分钟，再将鲈鱼放入锅，加入黄酒，撒入胡椒粉，加盖后烧5分钟，最后拣去姜、葱、辣椒，撒上青蒜段，装入锅内即成。

营养功效： 此汤浓醇，味道鲜美。古人说羊肉和鱼结合的食品最鲜，"鲜"字由此而来。

小贴士

烹饪时，羊肉一定要炖得很烂，这样吃起来汤鲜肉酥。

胡萝卜苹果汁

原料： 胡萝卜1个，苹果半个，白糖5克。

做法：

1. 将胡萝卜、苹果洗净去皮，切成小块。

2. 锅内注入清水适量，放入胡萝卜块、苹果块，中火煮烂；用清洁的纱布过滤去渣，加入白糖调匀即可。

营养功效： 此汁色泽粉红，鲜醇适口。胡萝卜中含丰富的胡萝卜素，可促进上皮组织生长，增强视网膜的感光力，是婴儿必不可少的营养素，促进牙齿和骨骼发育。

小贴士

白糖可用蜂蜜替代。

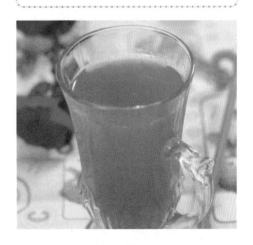

香菇烧豆腐

原料： 豆腐1块，发好的香菇150克，火腿50克，葱花少许，精盐、西红柿酱、水淀粉、酱油、大豆油各适量。

做法：

1. 将豆腐切成长方块；香菇洗净切成小块；火腿切片备用。

2. 将豆腐片炸至金黄色，倒入漏勺。

3. 锅内留余油，油热后放入西红柿酱煸炒，倒入香菇、酱油和适量的水，再放入豆腐，加精盐、火腿片，用中火烧至入味，勾薄芡出锅，装盘即可。

营养功效： 此菜肉质脆嫩，味道鲜醇，营养丰富，可益气丰肌。

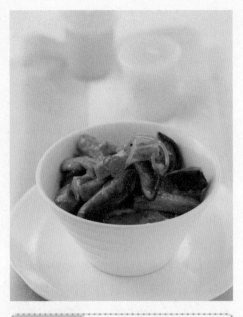

小贴士

宜选干香菇，因为干香菇经过日晒，所含有的维生素D更丰富。

竹笋炒鸡片

原料： 小竹笋80克，鸡脯肉50克，生姜、葱、湿生粉各适量，花生油、盐、麻油各适量。

做法：

1. 将小竹笋洗净切条，鸡脯肉洗净切条，生姜洗净去皮切丝，葱洗净切段。

2. 鸡肉加盐、湿生粉腌好，锅中倒入油烧热，倒入鸡肉，泡至滑嫩后捞出。

3. 锅内留底油，放入姜丝、小竹笋，加盐炒至断生，放入鸡肉、葱段炒透，再用湿生粉勾芡，淋入麻油即成。

营养功效： 此菜嫩香，清爽适口。能促进肠道蠕动，帮助消化，促进排便。

小贴士

因有过油炸制过程，需准备花生油100克左右。

百合煲猪肺

原料：猪肺1个，百合15克，杏仁10克，姜片5克，鸡汤、精盐各适量。

做法：

1. 猪肺洗净切成块；百合、杏仁洗净。

2. 将猪肺飞水，再同百合、杏仁、姜片一起放入沙煲内，加入鸡汤煮开。

3. 烧沸后撇去表面浮沫，盖好盖，用微火煲2小时左右，放精盐、味精调好口味即可。

营养功效：此品具有润肺止咳、清心安神、补中益气、清热利尿、清热解毒、凉血止血、健脾和胃等功效。

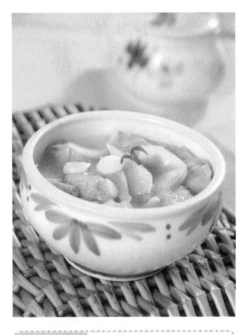

小贴士

杏仁不可与板栗、猪肉、小米同食。

扒双冬

原料：冬笋200克，油菜100克，冬菇100克，蚝油、精盐、白糖、淀粉各适量。

做法：

1. 冬笋和油菜洗净，分别放入滚水中烫熟；冬笋去皮切滚刀块，冬菇泡软备用。

2. 将笋块先炸至金黄色，捞起备用。

3. 爆香香菇，放入冬菇，加入蚝油及少许水，小火煮至汤汁收干，再加精盐、白糖、淀粉调匀，盛起时放在油菜上即可。

营养功效：此菜色彩美观，质嫩爽口。既有助于消化，又能预防便秘发生。

小贴士

食用冬笋时最好先用清水煮滚，放到冷水泡浸半天，可去掉苦味。

腐竹小肚汤

原料：腐竹100克，猪小肚2个，红枣10粒，盐适量。

做法：

1. 腐竹洗净，浸软切段；红枣洗净，去核。

2. 猪小肚切去油脂，用盐擦洗干净，放入沸水中煮2分钟盛起。

3. 烧开适量水，放入猪小肚煮30分钟，加入腐竹、红枣煮1.5小时，加盐调味即可。

营养功效：此汤含有蛋白质、脂肪、碳水化合物、多种微量元素。可补益膀胱、缩尿止痒，有助顺利分娩。

小贴士

猪小肚即猪膀胱，一定要清洗干净，否则有异味，洗时可用盐。

小米鱼肉粥

原料：鱼肉100克，小米30克，大米50克。

做法：

1. 大米淘洗净，用清水浸1小时。

2. 将米下锅加水煲，水滚后用慢火煲至稀糊。

3. 将小米倒进粥里，拌匀，煲片刻；鱼蒸熟，去骨，肉捣碎后放入粥内，加少许盐调味即可。

营养功效：此粥鲜嫩味美，有助于宝宝发育成长，补充蛋白质。

小贴士

黄白分明的粥很能吸引眼球，起到开胃的作用。

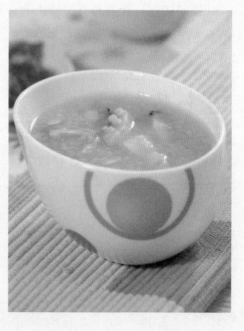

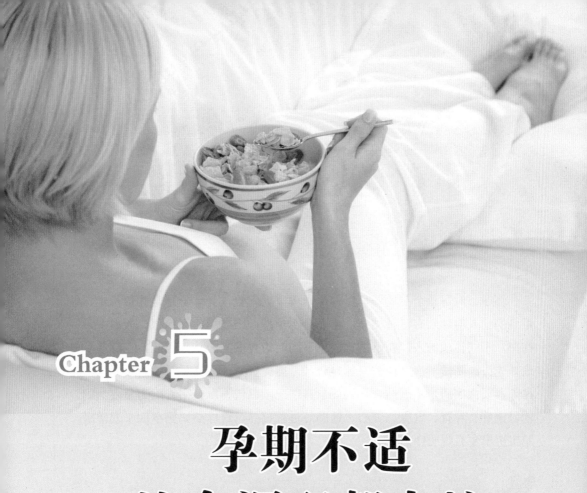

Chapter 5

孕期不适
饮食调配帮大忙

　　孕妈妈在孕期会出现各种各样的不适，有相当一部分是正常的生理反应。虽然是正常的，但也困扰着每一位孕妈妈，影响其心情，带来许多不便，甚至尴尬。此外，每一位孕妈妈的体质又是不同的。这给孕妈妈的营养补充带来诸多不便。本书特设该部分，专门指导孕妈妈根据自己的体质来调理饮食，以更好地满足自身和胎宝宝营养所需，并针对孕期出现的正常性生理反应提出调理方法及调理食谱，解除孕妈妈的心烦之忧。

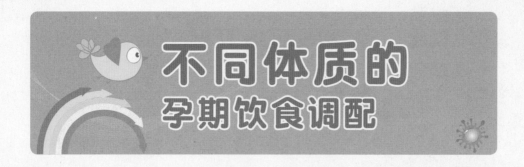

不同体质的孕期饮食调配

怀孕，对每一个孕妈妈可以说是一项重大考验，身体健康是其最基本、最重要的。人的体质有多种类型，主要有阴虚型、阳虚型、气虚型、血虚型、肝郁型，不同体质的人，在孕期宜采用不同的饮食调配方法。因此，在刚怀孕时最好先去医院做一次全面的身体检查（若能提前至计划怀孕时检查更好），以排除器质性疾病，然后结合孕妈妈自身情况，以气、血、阴、阳为重要法则，辅以调肝、补肾、健脾、养心、通肺等进行调养。这样孕妈妈孕期平安健康，胎宝宝出生后聪明伶俐。

 阴虚体质的饮食调养

阴虚是相对于阳虚而言的，指精血或津液亏损的现象。阴虚型体质往往表现出：形体偏瘦、面色偏红、体质虚衰、心悸气短、头晕眼花、精神状态差、口干咽燥、尿黄便干、夜寐不安或梦多、舌红少津。

体质阴虚会影响孕妈妈的情绪，使得性情急躁、心烦易怒，进而造成体内营养不良，严重影响孕妈妈的健康与胎儿的正常发育。若能及时进行营养调配，将会得到有效改善。

阴虚体质者，营养调配宜采用补阴、滋阴、养阴等法，宜吃清补类、甘凉滋润、生津养阴、纤维素及维生素较高的食物，以及含优质蛋白质丰富的食物和新鲜蔬菜。忌吃辛辣刺激性、温热香燥、煎炸炒爆、性热上火的食物，以及脂肪、碳水化合物含量过高的食物。

阴虚型体质宜吃的食物：鸡蛋、猪肉皮、燕窝、百合、鸭肉、黑鱼、海蜇、藕、金针菇、荸荠、生梨、牛奶、海参、乌贼、枸杞子、银耳等。

阴虚型体质忌吃的食物：海马、海龙、锅巴、炒花生、炒黄豆、炒瓜子、爆米花、荔枝、龙眼肉、杨梅、大蒜、韭菜、芥菜、辣椒、生姜、砂仁、荜茇、草豆蔻、花椒、白豆蔻、大茴香、小茴香、丁香、薄荷、白酒、红参、肉苁蓉等。

饮食调养妙方

薏米海参粥

原料：薏米50克，海参10克，粳米50克，盐、麻油各适量。

做法：

1.将海参发透，剖开肚腹，去内脏与肚腹中的泥沙，洗净，切成小片，备用。

2.洗净粳米，置于沙锅中，加入海参片、薏米及适量清水，文火煨粥，粥成时加入细盐、麻油，拌匀。

营养功效：此粥具有健脾和胃，养血润肤之功效。

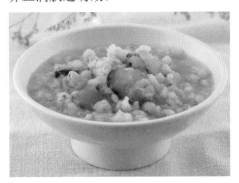

淡菜薏仁墨鱼汤

原料：淡菜60克，干墨鱼100克，薏仁30克，枸杞子15克，猪瘦肉100克。

做法：

1.将墨鱼浸软，洗净，连其内壳切成4～5段；淡菜浸软后，洗净；猪瘦肉亦洗净切块。

2.把三者一齐入沙锅，加清水适量，大火煮沸后，文火煮3小时，最后调味即可。

3.爆香香菇，放入冬菇，加入蚝油及少许水，小火煮至汤汁收干，再加精盐、白糖、淀粉调匀，盛起时放在油菜上即可。

营养功效：此汤具有滋阴补肾的功效。

阳虚体质的饮食调养

阳虚是相对于阴虚而言的，主要指阳气虚衰的现象。阳虚体质往往表现出：畏寒怕冷、四肢不温、形体偏胖、精神状态不佳、无精打采、面色灰暗、缺少光泽、身体疲惫、懒得说话、语声低微、大便偏稀、小便多待。

孕妈妈如果是此种体质，可从饮食入手调理。这不仅对胎儿的健康有了基本保证，而且会使妈妈在哺乳期的乳液更好，身体恢复得也更快。

通常调理阳虚型体质要温补，还要缓补，也就是要服用药力比较缓慢的补益药物，如山药、枸杞子、冬虫夏草，进补的时候要兼顾脾胃。饮食上应注意少吃寒凉、生冷之品。

阳虚型体质宜吃的食物：黄牛肉、狗肉、羊肉、牛鞭、海参、淡菜、胡桃肉、桂圆、鹌鹑、鳗鱼、虾、韭菜、桂皮、茴香等。

阳虚型体质忌吃的食物：鸭肉、兔肉、甜瓜、鸭血、鸭蛋、阿胶、牛奶、酸奶、蚌肉、蚬肉、柿子、柿饼、柚子、柑、香蕉、无花果、西瓜、青苦瓜、地瓜、菜瓜、丝瓜、冬瓜、紫菜、地耳、金针菇、草菇、罗汉果、荸荠、菊花脑、薄荷、金银花、菊花、槐花等。

饮食调养妙方

温补鹌鹑汤

原料：鹌鹑2只，菟丝子15克，艾叶30克，川芎15克。

做法：

1. 将菟丝子、艾叶、川芎加清水1200克煎至400克，去渣取汁。

2. 药汁与鹌鹑一同隔水炖熟即可。

营养功效：此汤温肾固冲，适用于妇女宫寒，体质虚损者。

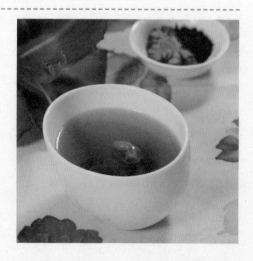

虫草全鸡

原料：冬虫夏草10克，老母鸡1只，姜、葱、胡椒粉、食盐、黄酒各适量。

做法：

1.将老母鸡杀好去毛、内脏洗净，鸡头劈开后纳入虫草10枚扎紧，余下的虫草与葱、姜一同放入鸡腹中，放入罐内。

2.注入清汤，加盐、胡椒粉、黄酒，上笼蒸1.5小时，出笼后拣去姜、葱即可。

营养功效：此品可补肾助阳，调补冲任。

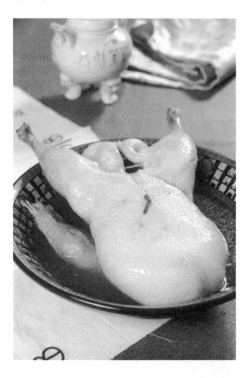

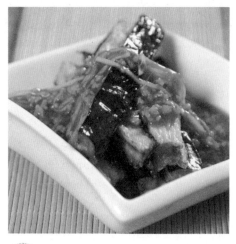

肉沫茄子

原料：长茄子2条，肉沫60克，蒜片、姜末各5克，郫县豆瓣酱，白糖各适量。

做法：

1.先把茄子切成小块，再切花刀，锅内放入油后把茄子带皮的一面朝下过油炸。

2.茄子皮变色后，起锅放入微波炉内中火打三分钟。

3.再在锅内放入油，油未热前放入一勺白糖后待糖化后再放二勺郫县豆瓣酱、蒜、姜，有香味后，再倒入肉沫炒散。

4.最后倒入打好的茄子。抄匀，待茄子与作料混合后就可以起锅了。

营养功效：茄子甘凉，有清热活血、止痛消肿、祛风、通络、消炎、解毒、降低胆固醇等功效。

气虚体质的饮食调养

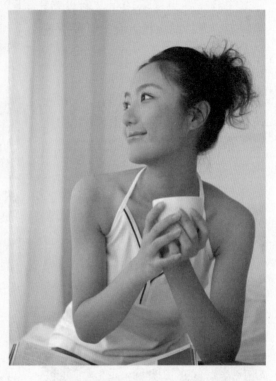

人体中的"气"具有调节人体体温，控制毛孔开阖的功能。当人体的"气"缺乏，即"气虚"时，机体调节体温的能力减弱，就难以控制毛孔的开阖和汗腺的分泌，从而出现怕冷但又爱出汗的症状，这就是"气虚体质"。气虚体质的人表现出疲乏无力、腰膝酸软，只要体力劳动的强度稍大就容易累；语声低懒微言，常感觉上气不接下气；头晕目眩，身体免疫力下降，一年四季容易感冒；胸闷气短、精神不振、失眠健忘、食欲不振等，给生活、学习和工作带来很大影响。

气虚型的孕妈妈平时多食用具有益气健脾的食物，不吃泻气的食物。在补益和调养方面要缓补、慢补，不可急功近利，对自己多点耐心。

气虚型体质宜吃的食物：小米、大米、燕麦、糯米、黄豆、蚕豆、豇豆、猪肚、牛肉、牛肚、兔肉、鸡肉、鸡蛋、鹅肉、鹌鹑蛋、鲫鱼、黄鱼、黄鳝、鲢鱼、山药、土豆、胡萝卜、南瓜、蘑菇、番薯、葡萄、椰子、大枣、菱角、花生、栗子、龙眼肉、苹果、蜂蜜、燕窝、红茶。

气虚型体质忌吃的食物：山楂、大蒜、薄荷、芫荽、胡椒、紫苏、荸荠、荞麦、柚子、柑橘、橙子、生萝卜、芥菜、葱白、砂仁、菊花、茶叶及烟酒。这些食物耗气多。

饮食调养妙方

人参大枣粥

原料：人参1只，大枣16枚，大米100克。

做法：

1.鲜人参打花刀待用，大枣洗净去核；大米淘洗干净备用。

2.将所有原料加水适量煮成粥状即可食用。

营养功效：此粥软糯适口，人参具大补元气，提高人体免疫功能，增强造血功能。与补中益气，养胃健脾，对四肢无力，各种虚症有补益作用的大枣，大米同食，共奏健体强身，提高人体抗病能力之功。

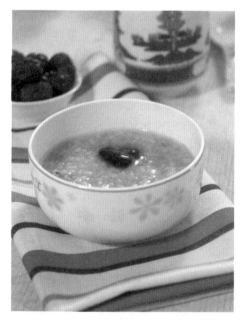

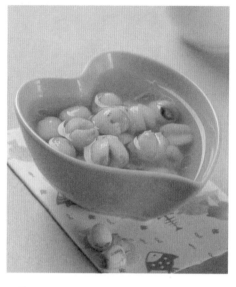

枸杞莲子汤

原料：莲子150克，枸杞子25克，白糖适量。

做法：

1.将莲子用开水泡软后剥去外皮，去莲心，再用热水洗两遍；枸杞子用冷水淘洗干净待用。

2.钢锅内加适量清水，放入莲子、白糖煮沸10分钟后，放入枸杞子再煮10分钟，即可盛碗，佐餐食之。

营养功效：此汤补中益气，补肾固精，养心安神，为肝肾不足、眩晕、耳鸣、腰酸、气短等症的食疗佳品。

人参莲肉汤

原料：白人参10克，莲子15粒，冰糖适量。

做法：

莲子洗净，与人参、冰糖一齐放入炖盅内，加开水适量，炖盅加盖，置锅内用文火隔水炖至莲肉熟烂，即可食用。

营养功效：莲子甘涩补益可补脾止泻，益肾养心安神，加上人参补气，对于心烦、心悸、体质虚弱或久病初愈引起的心慌不安，失眠均有改善之功效。

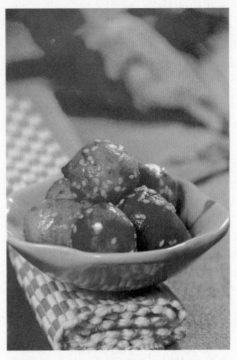

苓蒸红薯

原料：茯苓30克，红薯250克，米粉20克，蜂蜜适量。

做法：

1.将茯苓打粉，红薯洗净去皮切小块，将米粉加入精盐拌匀。

2.将茯苓粉、红薯块放入米粉中，放入蜂蜜，蘸裹均匀后，放蒸笼上蒸10分钟即可食用。

营养功效：此品健脾益气，适用于气虚肠胃不适者。

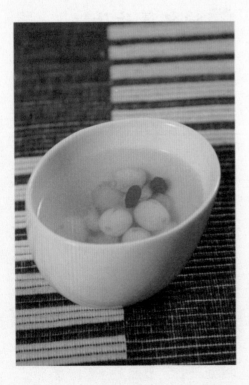

血虚体质的饮食调养

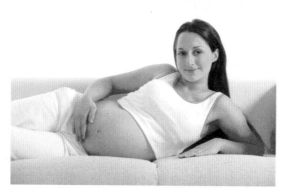

　　血虚是指体内阴血亏损的现象。血虚是以血液不足或血的濡养功能减退导致脏腑生理功能失调为主要特征的体质状态，表现为形体偏瘦、肌肉松软、面色苍白无华、口唇淡白、头晕眼花、舌质淡白、脉细无力。

　　血虚体质型的孕妈妈饮食调养以健脾养肝、益气生血为重点，在食物选择上以具有补血养血作用的食物为主。

　　血虚体质宜食用各类食物选择参考如下：

　　1.主食选择应选用富含高铁、黏多糖丰富的食物，如紫米、黑米、高粱、糯米、小米、玉米等。

　　2.薯类可选用地瓜、芋头、土豆。

　　3.豆类可选用黑豆、黄豆。

　　4.肉类应选用富含蛋白、生物碱的食物，如猪肉、羊肉、牛肉、猪肝、猪蹄、猪血、鹅血、乌骨鸡、鲳鱼、黄鱼、海参、鲍鱼、乌贼鱼等。

　　5.蛋类应选用鹌鹑蛋、乌鸡蛋、土鸡蛋等；蔬菜类应选用含黏多糖、叶酸、生物碱的食物，如黄花菜、黑木耳、菠菜、豌豆、甜豆、西红柿、芦笋、香菇、金针菇等。

　　6.水果类可选用龙眼、荔枝、桑葚、樱桃、葡萄、鲜枣、红枣等。

　　7.中药可选择当归、何首乌、熟地黄、白芍、阿胶、紫河车、龙眼肉等。

　　8.坚果可选择花生、红枣、黑芝麻。

　　血虚体质饮食禁忌：血虚者忌食辛辣刺激性食物如大蒜、辣椒、芥末等，少吃海藻、荷叶、菊花、槟榔、薄荷等。

饮食调养妙方

枸杞肉丁

原料：猪肉250克，枸杞子15克，番茄酱50克。

做法：

1.将猪肉洗净后切成小丁，用刀背拍松，加黄酒、盐、湿淀粉拌匀，用六七成热的油略炸后捞出。

2.待油热后复炸并捞出，油沸再炸至酥膨起，枸杞子磨成浆，调入番茄酱、糖、白醋，拌匀成酸甜卤汁后倒入余油中，炒浓后放入肉丁，拌匀即可。

营养功效：此菜可补益肾精、滋养阴血。

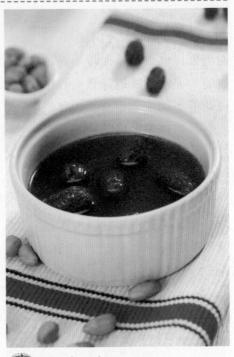

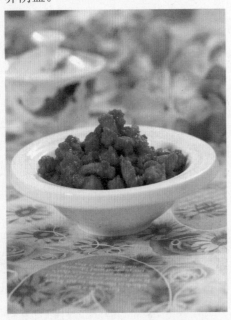

红枣花生汤

原料：枣（干）30克，花生仁（生）30克，冰糖30克。

做法：

1.红枣洗净，用刀背折一下，去核；花生仁洗净备用。

2.花生仁放入沙锅中，加水用文火炖煮20分钟，下入红枣再炖煮20分钟，加入冰糖再煮5分钟即成。

营养功效：此汤补脾和胃、养血止血。用于气血不足，头晕目眩，不思饮食，各种失血病症等。

肝郁体质的饮食调养

　　肝郁是"肝气郁结"的简称，其主要特征有：小腹胀痛，胸胁胀满，经行不畅，色黯红，舌红，肝气不舒，气机不畅。孕妈妈若是肝郁型体质，容易烦躁恼怒，情志抑郁，乳房作胀疼痛。

　　肝郁型体质的孕妈妈首先要调节情绪，适当运动，辅之以营养调配来加以改善。饮食以清淡爽口、食性平和为宜。忌油腻肥甘厚味，以防气机壅滞，不利解"郁"。

　　肝郁型体质宜吃的食物有：芹菜、茼蒿、西红柿、橙子、柚子、柑橘、苦瓜、西红柿、绿豆、绿豆芽、黄豆芽、白菜、包心菜、金针菜、油菜、丝瓜、扁豆、栗子、莲子、芡实、山药、大枣、南瓜、橙子等。

　　肝郁型体质忌食油腻及不易消化的食物有：土豆、甘薯等。

饮食调养妙方

茉莉花糖茶

原料：茉莉花5克，白糖10克。

做法：

1.将茉莉花用沸水冲泡15～30分钟。

2.加入白糖调匀即可。

营养功效：此茶可平肝消烦。

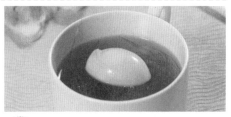

玉米须煮鸡蛋

原料：玉米须100克，鸡蛋2个。

做法：

1.将玉米须和鸡蛋分别洗净。

2.加水同煮，蛋熟后去皮，复煮片刻，吃蛋喝汤。

营养功效：此品具有平肝清热、利尿祛湿之疗效。

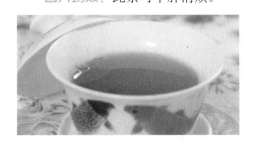

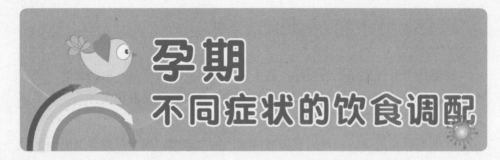

孕期
不同症状的饮食调配

孕期，孕妈妈会出现各种各样的症状，有的是正常的妊娠反应，有的是饮食的缘故引起的，也有的是先前身体不适引起的，不管何种因素，孕妈妈都要坚持少吃多餐，做到均衡营养，并通过饮食的合理搭配，可对症状起到积极的辅助疗效，减轻因妊娠带来的困扰，保持宁静的情绪，为胎宝宝的发育创造良好的外部环境。

 孕期呕吐

孕吐是早孕反应的一种常见症状，其形式和程度依孕妈妈的个体差异而有所区别。精神过度紧张和神经系统功能不稳定的孕妈妈，反应一般较重，甚至可发生剧烈而持续性的呕吐，进而表现为全身困倦无力，消瘦、脱水、少尿甚至酸中毒等危重病症，对母子健康影响很大，应及时请医生诊治，同时多吃蔬菜、水果等偏碱性的食物，以防酸中毒。轻度的孕吐反应，一般在妊娠3个月左右即会自然消失，对身体无大的影响，也不需特殊治疗，只要情绪稳定，适当休息，注意调节饮食即可。

孕吐较重时的饮食应以富于营养，清淡可口，容易消化为原则，所吃食物先简单后多样化，要适合孕妈妈的饮食习惯和爱好。

孕吐症状减轻，精神好转，食欲增加后，可适当吃些瘦肉、鱼、虾、蛋类、乳类、动物肝脏及豆制品等富含优质蛋白质的食物。同时要尽量供给充足的糖类，维生素和矿物质，以保证孕妇和胎儿的需要。

进食方法，以少食多餐为好。每2～3小时进食一次。妊娠恶心呕吐多在清晨空腹时较重，此时可吃些体积小含水分少的食物如饼干、鸡蛋、巧克力等。

饮食调养妙方

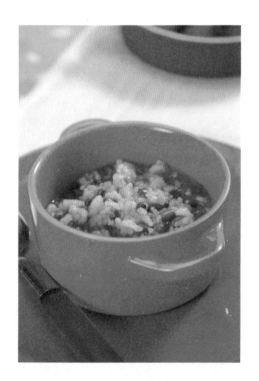绿豆粥

原料：绿豆50克，粳米250克，冰糖适量。

做法：

1. 将绿豆、粳米淘洗干净。

2. 锅内放入适量清水，放入洗净的绿豆、粳米，用旺火烧沸，转用文火熬成粥，然后加入冰糖，搅拌均匀即可。

营养功效：　此粥可清肝泄热、和胃止呕，可防治呕吐或酸水或肝热犯胃的妊娠呕吐。

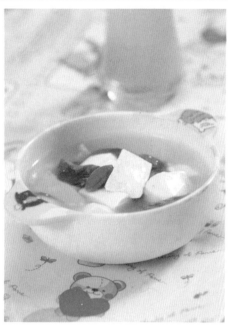

枸杞豆腐

原料：嫩豆腐半盒，枸杞子5克，香菜少许，蚝油1茶匙，麻油半茶匙。

做法：

1. 嫩豆腐用凉开水洗净，切成小丁装盘。

2. 枸杞子洗净，放入开水泡约10分钟，取出沥干，与香菜同排于豆腐上，备用。

3. 锅热，倒入蚝油少许，加水，水煮开后加入麻油，再淋于豆腐上。

营养功效：此菜可开胃、止呕。

孕期静脉曲张

在孕中后期，孕妈妈出现静脉曲张是一种很正常的现象，静脉曲张的特征是在孕妈妈的小腿部隆起一条条暗青色，弯弯曲曲如蚯蚓一样的"筋条"，并伴有沉重热感、肿胀感和蚁行的感觉，这就是医学上所讲的静脉曲张。

造成静脉曲张的主要原因，是体内激素的增加，以及孕妈妈子宫逐渐增大，压迫下腔静脉，使下肢及外阴部的血液回流受阻，使下腔静脉的压力相应升高，导致静脉壁扩张而扭曲，形成静脉曲张。下肢静脉曲张一般在分娩后可以自行消除，恢复正常，不需要特别治疗。不过，为了控制症状发展，减轻不适感，下肢静脉曲张的孕妈妈要在饮食上注意调理，要特别注意少吃过高脂肪的食物和糖、咸食等，以防静脉曲张加重。

孕妈妈除了饮食调理预防和缓解静脉曲张外，还可通过以下办法减轻静脉曲张：每天适度散步以帮助血液循环；将体重控制在合理范围内；在休息时可将双腿慢慢抬高，帮助血液回流；避免长时间坐着、站立或双腿交叉压迫，睡觉时脚部可垫一个矮枕头；睡觉时尽量左侧躺。

饮食调养妙方

芹菜香菇

原料：芹菜400克，水发香菇50克，胡萝卜100克，盐、葱花、花生油各适量。

做法：

1. 将芹菜择洗干净，切段；水发香菇洗净，切丝；胡萝卜去根，洗净切片，再切成丝。

2. 锅上火，加入花生油烧热，放入葱花煸香，倒入芹菜段、香菇丝、胡萝卜丝，煸炒至芹菜变软时，加入盐，炒至入味。

营养功效：此菜清香爽脆，可平肝凉血，清热利水，缓解静脉曲张。

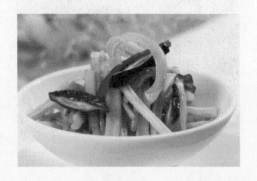

火腿冬瓜汤

原料：火腿30克，冬瓜200克，香菜、盐、料酒、麻油、鸡汤、葱、姜各适量。

做法：

1.将火腿切成小薄片；冬瓜去皮去籽，洗净，切成长薄片，放入沸水锅内烫一下捞出；葱、姜择洗好，切成丝；香菜洗净切成末。

2.锅内放入鸡汤，烧开后加入火腿片、冬瓜片、盐、料酒、葱丝、姜丝，用小火略煮一会儿，调入麻油，撒上香菜末即可。

营养功效：此汤味清淡，瓜菜鲜嫩。可清热解毒，缓解静脉曲张。

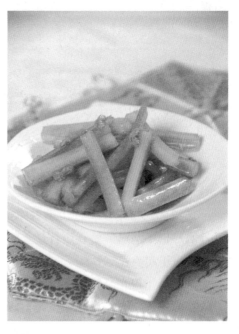

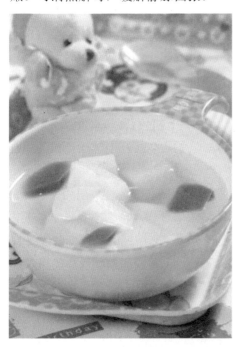

凉拌芹菜

原料：鲜芹菜300克，姜丝6克，虾米10克，花椒3克，植物油、麻油、白糖、盐各适量。

做法：

1.将芹菜切成长段，焯水后捞出；虾米用水浸透。

2.将芹菜加入适量盐腌制，再加入虾米、白糖、麻油拌匀；把姜丝放在芹菜中间待用。

3.将花椒炸至深红色捞出，迅速将余油淋在芹菜上，拌匀后将容器加盖，一个小时后即可食用。

营养功效：此菜可缓解静脉曲张引起的不适。

孕期水肿

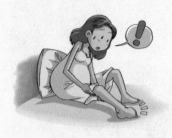

孕妈妈在孕期出现水肿是一种很普遍的现象，经专家研究发现，约有2/3的孕妈妈到接近分娩时都会有程度不一的水肿。水肿通常是由于营养不良性低蛋白血症、贫血和妊娠高血压引起的，一般情况下，水肿不需要专门诊治，通常只要躺下休息或者一夜的睡眠，症状就会有所减轻或全部消失，这是正常的生理性水肿。但是如果通过休息和控制盐分的摄入后，水肿仍不消退，而且还有加重的迹象，就应该尽快到医院就诊。那么，哪些水肿应引起重视呢？

● 水肿出现在早晨，手指肿胀。

● 体重在1周内增加500克以上。

● 感觉大腿外侧发麻、指尖刺痛或者没有感觉。

轻度水肿除了注意休息，适当活动外，还可从饮食调理方面入手，以更好地消除水肿。

● 进食足够量的蛋白质。水肿的孕妈妈，特别是由营养不良引起水肿的孕妈妈，每天一定要保证食入畜、禽、肉、鱼、虾、蛋、奶等动物类食物和豆类食物。这类食物含有丰富的优质蛋白质。贫血的孕妇每周要注意进食2～3次动物肝脏以补充铁。

● 进食足够量的蔬菜水果。孕妈妈每天别忘记进食蔬菜和水果，蔬菜和水果中含有人体必需的多种维生素和微量元素，它们可以提高肌体的抵抗力，加强新陈代谢，还具有解毒利尿等作用。

● 不要吃过咸的食物。过量摄取盐分会引起浮肿，因此怀孕期间要注意控制盐分的摄入。水肿时饮食要清淡，不要吃过咸的食物，特别不要多吃咸菜，以防止水肿加重。快餐里含有大量的盐分，所以建议怀孕期间尽量少用快餐。

● 控制水分的摄入。对于水肿较严重的孕妇，应适当的控制水分的摄入。

● 少吃或不吃难消化和易胀气的食物，如油炸的糯米糕、白薯、洋葱、土豆等，以免引起腹胀，使血液回流不畅，加重水肿。

饮食调养妙方

黄豆芽蘑菇汤

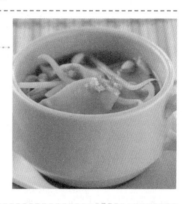

原料：黄豆芽250克，鲜蘑菇50克，盐适量。

做法：

黄豆芽去根后洗净，加水煮20分钟，放入蘑菇片与盐，再煨煮3分钟便可食用。

营养功效：此汤健脾，益肾利水。适用于孕期水肿。

鲤鱼头煮冬瓜

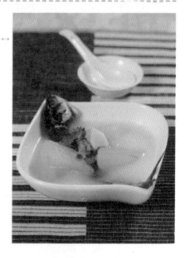

原料：鲤鱼头1个，冬瓜80克，盐、葱段、姜片各少许。

做法：

1.将鱼头去鳃洗净；冬瓜洗净切成菱形块。

2.将炒锅置火上，加入清水1000毫升烧开，下入鲤鱼头、葱段、姜片略煮片刻，下入冬瓜块，加入盐待鱼头熟、冬瓜软烂即可。

营养功效：此菜利水消肿，每日1次，一般连喝5~7次有效。

煮鲫鱼

原料：鲫鱼500克，大蒜1个，大葱2根，陈皮、砂仁、荜茇、胡椒、酱油、盐各适量。

做法：

1.将鲫鱼去鳞及鳃，剖腹去内脏，洗净；葱洗净净切碎，大蒜洗净拍碎，剁成泥，与酱油、盐、陈皮、砂仁、荜拔、胡椒椒拌匀成药料。

2.将药料放入鲫鱼腹内，加水煮熟，调好口味即可。

营养功效：此鱼适用脾胃虚寒、胸脘痞闷而又兼气滞的水肿。

孕期便秘

　　孕妈妈在孕早期和晚期容易发生便秘，即便是平常较少发生便秘，在怀孕后也容易发生。孕早期便秘是由于孕吐、进食量少，水分丢失较多，怀孕后孕酮增加近80倍，而胃动素的含量却下降，使得胃肠蠕动变慢，自然容易发生便秘；孕晚期便秘是由于子宫增大而导致腹腔内压增高，胃肠蠕动减弱、盆腔充血、增大的子宫压迫直肠，使大便过久滞留、水分回吸收过多引起。

　　孕妈妈怀孕后补充了许多营养，如高蛋白、高脂肪食物，这些食物有时过于精细，对肠道有益的膳食纤维相对较少，加上吃的蔬菜少，导致胃肠道内纤维素含量不够，不利于食糜和大便的下滑，从而造成便秘。另外，活动量减少也是其中一个因素。

　　便秘正因为在孕期比较常见，所以容易被忽视。专家忠告孕妈妈，千万别小看这些小毛病，一不留神它就会让你悔恨终身。因为便秘会引起身体的新陈代谢紊乱、内分泌失调及微量元素不均衡，从而出现皮肤色素沉着有斑点、瘙痒、面色不佳、毛发枯干等。便秘还会引起食欲不振、头晕疲乏，时间长了会导致贫血和营养不良。

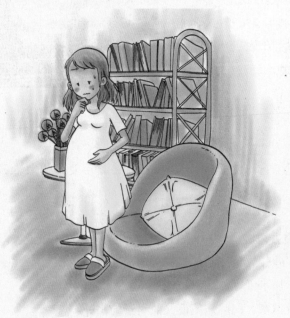

　　孕晚期，如果便秘没有得到有效治理，而是愈来愈严重，常常几天没有大便，甚至1～2周都未能排便，这会导致孕妈妈腹痛、腹胀。严重者可导致肠梗阻，并发早产，危及母婴安危。曾有患者在妊娠38周时因便秘、肠梗阻导致小肠坏死而切除大部分小肠。有的便秘孕妈妈分娩时，堆积在肠管中的粪便妨碍宝宝下降，引起产程延长甚至难产。

平时在饮食上要科学安排，以有效防治便秘，从根源上防治便秘：

● 选择富含纤维素的食物。各种制作较粗糙的粮食，如糙米、玉米；各种蔬菜，如豆芽、韭菜、油菜、茼蒿、芹菜、荠菜、蘑菇等；各种水果，如草莓、梅子、梨、无花果、甜瓜等。

● 选择含脂肪酸较多的食物。如各种坚果和植物种子，如杏仁、核桃、腰果仁，各种瓜籽仁，芝麻等；脂肪多的鱼。

● 选择能促进肠蠕动的食物，如蜂蜜等。

● 选择含有机酸的食物，如牛奶、酸奶、乳酸饮料、柑橘类、苹果等。

● 选择含水分多的食物，如鲜牛奶、自己制作的鲜果汁等。

● 吃一些富含油质的食物。此外，植物油有滑肠作用，利于粪便排出体外，如花生、芝麻和用其所制成的油，都有促进排便作用。

饮食调养妙方

海米烧菜花

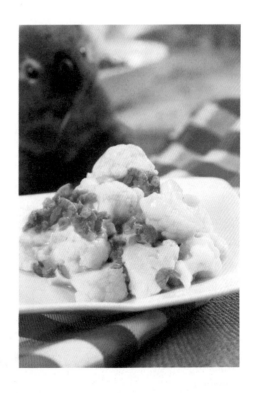

原料：菜花300克，海米50克，酱油、葱、姜、淀粉、麻油、豆油、汤各适量。

做法：

1.用温水将海米泡软，将菜花掰成小块，放开水锅内氽透捞出；把葱、姜切成末。

2.锅内添入适量豆油，待油热时，下海米、葱、姜末，煸炒出香味，倒入菜花，放入适量汤，烧开后，用小火煨透菜花，勾入流水芡，淋入麻油出锅盛盘食用。

营养功效：此菜调理肠胃，防止便秘。

芝麻粥

原料： 黑芝麻30克，粳米100克。

做法：

1. 黑芝麻淘洗干净，经晒干后炒热研碎。

2. 同粳米同煮成粥。

营养功效： 适用于身体虚弱、头晕耳鸣的孕妇便秘患者食用。

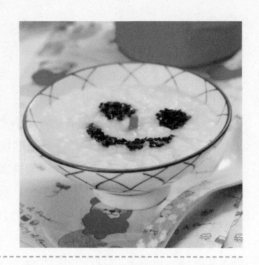

醋熘白菜

原料： 白菜250克，醋20克，白糖、盐、酱油、姜、植物油各适量。

做法：

1. 将白菜帮洗净，先切成长条，再切成斜方片。

2. 用植物油炒至八成熟，然后放入酱油、糖、醋、芡粉，炒拌均匀后出锅盛盘后食用。

营养功效： 此菜可促进肠排毒又刺激肠胃蠕动，促进大便排泄。

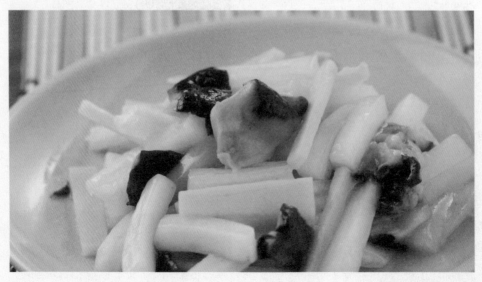

孕期贫血

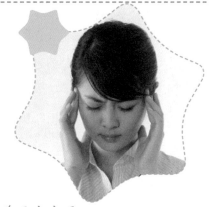

　　我国居民营养与健康状况调查结果显示，孕期缺铁性贫血比较普遍，约为30%的孕妈妈都有过贫血。这类贫血主要表现为：常常感到疲惫，稍一活动，全身就感觉乏力；偶尔会出现头晕；脸色苍白；指甲松软，容易折断；胸口疼痛，上气不接下气等。

从营养学角度分，孕期贫血主要分为两个方面：

缺铁性贫血

　　缺铁性贫血是孕期最常见的贫血，一般从怀孕5～6个月开始发生。孕妈妈对铁的需求量增加而孕前贮存和孕后供应不足，加上孕后胃酸减低也影响了饮食中铁的吸收，而孕后又未能通过饮食摄取足量的铁。到了孕晚期血容量大约增加1300毫升，血液被稀释，红细胞数和血色素相对性减少。这样使孕妈妈容易发生缺铁性贫血。

叶酸缺乏性贫血

　　叶酸性贫血又称营养性大细胞性贫血，主要是由于孕后身体缺乏叶酸而引起。怀孕后，孕妈妈的身体对叶酸的需求量由孕前50～100微克增加到150～300微克，却因为胃酸分泌减少，胃肠蠕动减弱而影响了体内对叶酸的摄入。加之孕期叶酸从尿中的排出量增加，如果动物性蛋白质和新鲜蔬菜进食得少，就更容易缺乏叶酸，由此引发叶酸缺乏性贫血。

孕妈妈对以上两种贫血不必过于担心，只要从饮食上科学、合理，基本可以得到有效解决：

　　● 改变不合理的膳食结构，纠正挑食、偏食等不良饮食习惯，增强自我保健意识。由于维生素A、B族维生素、维生素C等营养素的摄入不足，降低铁的生物利用率，从而导致铁的缺乏。蛋白质不但是合成血红蛋白的原料，而且在消化过程中所释放的胱氨酸、半胱氨酸、赖氨酸、组氨酸等氨基酸和多肽在提高铁吸收率方面有着不可忽视的作用。维生素A的缺乏会导致运铁蛋白合成降低，铁利用率下降。B族维生素均为重要的辅酶，参与机体蛋白质、核酸等的代谢。维生素B_2缺乏通过降低铁的吸收及储存而与贫血的发生有关。维生素C能可与铁形成螯合物促进铁的溶解而利于铁的吸收。

- 注意饮食的荤素搭配，膳食中增加鱼虾类等含血红素铁丰富的动物性食物，适当增加水果和蔬菜的进食量。

- 多吃富含叶酸食物，如肝脏、肾脏、绿叶蔬菜及鱼、蛋、谷、豆制品、坚果等。

- 口服铁剂。对于中度以上贫血，除改善营养外，可口服铁剂治疗，如硫酸亚铁、葡萄糖酸亚铁、富马酸亚铁及维血冲剂等。

- 做菜多用铁炊具烹调，做菜时尽量使用铁锅、铁铲，这些传统的炊具在烹制食物时会产生一些小碎铁屑溶解于食物中，形成可溶性铁盐，容易让肠道吸收铁。并且，在做菜时注意不要温度过高，也不宜烹调时间太久。

饮食调养妙方

牛肉炒菠菜

原料：牛里脊肉50克，菠菜200克，淀粉、酱油、料酒、植物油、葱、姜末各适量。

做法：

1.将牛里脊肉切成薄片，用淀粉、酱油、料酒、姜末调好汁泡好；菠菜洗净，淖下切成段。

2.将姜、葱末煸炒，再把泡好的牛肉片入，用旺火快炒后取出，留余油再放入菠菜、牛肉片，用旺火快炒几下，放盐，拌匀即成。

营养功效：此菜适于孕妇妊娠缺铁性贫血患者食用。

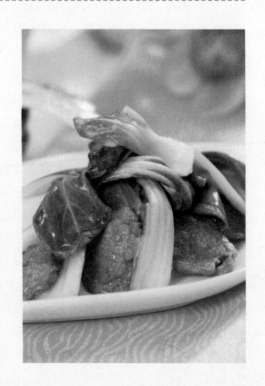

猪肝炒油菜

原料：猪肝50克，油菜200克，酱油、植物油、盐、料酒、葱、姜各适量。

做法：

1.将猪肝切成薄片，用酱油、葱、姜、料酒等浸泡；把油菜洗净切成段，梗、叶分别放置。

2.将猪肝快炒后起出，备用，再把油熬热后加盐，先炒菜梗，稍缓再下油菜叶，炒至半熟，放入猪肝，并倒入余下的酱油、料酒、仍用旺火快炒几下即成。

营养功效：此菜营养丰富，对于缺铁性贫血、肝虚导致的妊娠水肿有显著疗效。

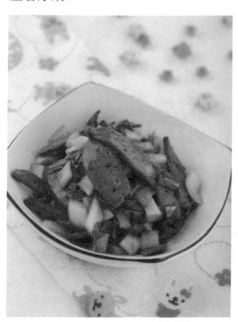

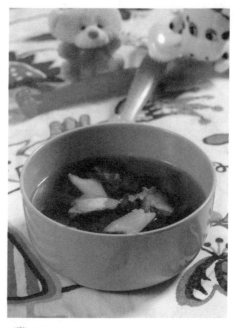

菠菜鸡肝汤

原料：鸡肝100克，菠菜50克，生姜、盐少许。

做法：

1.鸡肝洗净，切成小块，然后放入有少姜汁的沸水中略煮，以除去腥味；菠菜洗净，切成段备用。

2.在汤煲内注入适量清水，煮沸后放入姜片及鸡肝；待汤再煮沸后，加入菠菜同煮。

3.汤再度滚起时加入少许盐调味即可。

营养功效：此菜补血补铁，可用猪肝代替鸡肝，且既要喝汤，也要吃鸡肝和菜。

孕期失眠

在怀孕后，本来就容易疲倦，需要比孕前更多的睡眠与休息，医生通常也会建议孕妈妈每天10点之前就寝，睡足8至9个小时。但是，许多孕妈妈却仍然苦于无法安然入眠。

孕妈妈失眠是很常见的现象，这主要是由于孕妈妈在精神和心理上都比较敏感，对压力的耐受力也会降低，常会忧郁而造成失眠，除此之外，还有其他的原因。让我们一起来共同探讨其原因及其对策吧。

忧郁性失眠

孕妈妈的激素发现了变化，情绪会不稳定，常会有忧郁性失眠发生。此时，当自己心理上有不良情绪时，可向老公、家人或朋友倾诉。倾诉本身就是一种减压方式，能尽情释放情绪，让心情逐渐开朗。不过，最好找一些刚经历过孕产期、初为人母的同性朋友，因为她们更能理解你的感受。

饮食习惯的改变影响睡眠质量

只要在入睡前3小时吃些东西，多数情况下能提高睡眠质量。而孕妈妈更要留心"助眠食物"，避免引起压力的食品，例如咖啡、茶、油炸食品、生冷的食物等。另外，均衡的饮食、食物的选择也是非常重要的，有的食物会刺激孕妈妈的肠胃而使其难以入睡。

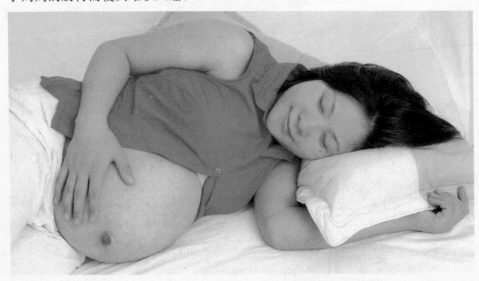

尿频也会影响睡眠质量

子宫逐月增大，压迫着膀胱，孕妈妈的尿频也相应增加。据统计，孕初期约有一半的孕妈妈有频尿的问题，到了孕后期，有近八成的孕妈妈为尿频所困扰。而且不只是白天，连晚上也会起床跑厕所。这样的症状会严重影响孕妈妈的睡眠质量，造成失眠。孕妈妈宜避免刺激性饮食，防止泌尿系统发炎、过敏等情况，否则会加重尿频。

抽筋使得没有睡意

孕后期，许多孕妈妈常常会发生抽筋，这也影响到睡眠的质量。医学认为抽筋大多与睡觉姿势有关，通常脚掌向下时较容易发生抽筋。另外，也可能和局部血液循环、血液酸碱度有关。孕妈妈调整好睡姿，最好是左侧睡，把右腿曲放在左腿上，中间垫一个枕头。这对孕妈妈和宝宝都是最理想的姿势，因为它容许最大量的血液和养分输送到胎盘，而且有助孕妈妈肾脏功能的运作，把废物排出体外，减少四肢浮肿。偶尔短时间翻身向上向右，只要自己不难过也还是允许的。抽筋而不能入睡，也可以请家人帮忙热敷和按摩，以缓解抽筋的痛苦，早点入睡。

另外，针对孕妈妈的失眠对策还有一重惊喜，那就是饮食疗法，它能发挥意想不到的效果。

饮食调养妙方

百合绿豆牛奶羹

原料：鲜百合30克，绿豆50克，纯牛奶100毫升，冰糖适量。

做法：

1.将鲜百合洗净、剥成小片；绿豆浸泡3小时后洗净。

2.将百合、绿豆加少量水同放锅中煮熟烂后，放入牛奶再煮一小会儿。食用时可加些冰糖调味。

营养功效：此羹养心安神，润肺止咳。其中的牛奶中还含有一种促进睡眠的物质——色氨酸，对于睡不着觉的孕妇来说，是最好的安眠食品了。

核桃芝麻糊

原料：核桃仁45克，黑芝麻40克，干桑叶30克，牛奶。

做法：

1. 将黑芝麻炒熟晾凉；干桑叶揉碎。

2. 将核桃仁、黑芝麻、干桑叶混和，捣成泥糊状，混合着牛奶服用（每天睡前1小杯）。

营养功效：核桃、芝麻含优质蛋白质和不饱和脂肪酸，可改睡眠。

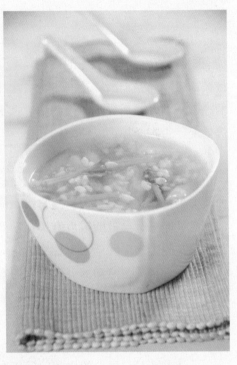

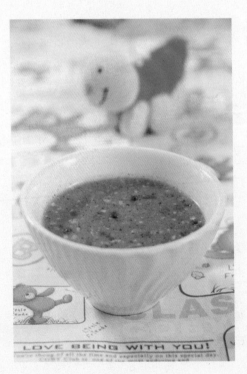

枸杞叶芹菜粥

原料：粳米75克，枸杞叶30克，芹菜60克，盐适量。

做法：

1. 将新鲜芹菜洗净切碎；枸杞叶洗净、切碎。

2. 将粳米放入沙锅内，加水适量，煮成粥，再将芹菜、枸杞叶放入略煮片刻，加盐调味即成。

营养功效：此粥养肝明目，安神保健。芹菜可分离出一种碱性成分，有镇静作用，可起安神、除烦的功效，是孕期失眠的理想饮食选择。

孕期腹胀、腹痛

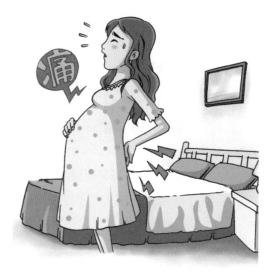

　　孕期腹痛，对于孕妈妈来说，是一种常见的现象，其原因较多，归纳起来大致可分为生理性和病理性两大类。生理反应腹痛，孕妈妈不必过于担心；但有些是身体疾病发出的信息灯，孕妈妈可要谨慎对待，不可掉以轻心。

　　生理性腹痛有可能是早孕反应、子宫增大压迫周围组织、早期宫缩引起的，这是正常的。

　　孕早期，孕妈妈时不时会感到胃痛，加上孕吐等孕反应，给孕妈妈带来烦恼，影响其心情。孕妈妈没必要为此恼而不安，随着孕早期的结束，不适会自然消失。这类腹痛主要是胃酸分泌增多引起的，在食住行方面调节好基本能缓解，饮食调理是关键，应以清淡、易消化为原则，早餐可进食一些烤馒头片或苏打饼干等。

　　从孕3月起胎儿生长得比较快，子宫逐步增大，子宫周围的一些组织会受到机械性胀拉，子宫周围的脏器，如膀胱和直肠，会因子宫增大受到挤压而出现下腹部疼痛。随着孕期的增加，孕妈妈对此逐渐适应，疼痛会有所减轻或完全消失。

　　孕中期起，会出现宫缩，肚子会突然绷紧，并且伴随疼痛，下腹有下坠感，压迫后脊椎，会感觉腰很酸。宫缩疼痛通常30分钟有一两次，每次不足1分钟。虽然时间不长，但也不很难受。宫缩是稀发、不规则和不对称的，收缩时子宫内压力不高，一般不引起痛感，也不使宫颈扩张。

　　孕期腹胀在孕初期孕妈妈常常遇到，一直会持续到孕后期才会有缓解。腹胀多因体内肠胃蠕动力减弱，让食物滞留在肠道中的时间延长了，食物在细菌的作用下发生发酵，产生了较多的气体，使孕妈妈产生腹胀。

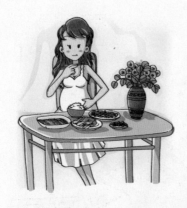

孕期腹胀让孕妈妈食欲不振、胃口不佳，出现便秘，影响孕妈妈的心情、休息等。虽然不是什么病理，但也不能视而不见的，因为腹胀毕竟给孕妈妈带来一些烦恼。当出现腹胀时，孕妈妈可以从饮食、运动等方面着手，轻松告别腹胀。

1 少吃多餐，慢慢咀嚼。孕妈妈改善日常饮食，当出现腹胀时停止进食，形成一日多餐，以少吃为原则，蛋白质和脂肪的摄入量以每日足量为准，以减少胀气。每餐间隔的时间不宜有时过紧，有时过疏，需均匀。

2 坚持日常饮食营养结构的合理性。始终做到碳水化合物、脂肪和蛋白质三大营养物质的比例适宜。特别注意脂肪不宜摄入过高，少吃肥肉，多吃豆制品，以摄入植物蛋白为主。

3 改正不良饮食习惯。如偏食、挑食、大量喝浓茶或咖啡、饮酒、吃有刺激性的食物及油炸煎烤类的食物等。因为个体的差异，孕妈妈要根据自身的具体情况有针对性地调理好饮食，而不是按部就班。吃饭时避免说话，不喝饮料，养成良好的进食习惯。

4 不吃容易产生气胀的食物。如豆类及其制品、蛋类及其制品、薯类等，应坚持以清淡食物为主，切不可贪图味道不错而吃些辛辣食物。

5 多喝温开水。温开水能较好地促进排便，建议孕妈妈每天早上起床后先喝一大杯温开水，既能排毒，又能利于排便。孕妈妈每至少喝1500毫升的温开水，忌喝汽水、碳酸饮料、咖啡、茶等。

除了饮食调理为主外，辅以适当运动等也是需要的。

以上都是生理性腹胀腹痛，通过饮食的调理基本能够得到缓解。而病理性腹胀腹痛可就不一样了，它往往是疾病的先兆，必须去医院诊治。

例如：孕妈妈若出现阵发性小腹痛或有规则腹痛、腰痛、骨盆腔痛，强烈的腹部鼓胀、疼痛，阴道伴有出血或腹部明显下坠感，那可能预示着先兆流产或者宫外孕。此时的孕妈妈需立即前往医院诊治。此外与妊娠无关的疾病膀胱炎和尿路结石、阑尾炎、肠炎、腹泻、重症便秘会导致腹部不适，这些需要孕妈妈平时细心观察自己的身体变化，以分辨其"是非"。

饮食调养妙方

橘皮姜茶

原料：橘皮，嫩姜。

做法：

1.新鲜橘皮洗净，用刀刮去内层白膜，切细丝备用。

2.嫩姜洗净切细丝。

3.将姜丝加两碗水煮，大火开后转小火，约煮5分钟，再放入橘皮煮20秒，即可熄火。当茶饮饮用。

营养功效：此茶可疏肝、解郁、止痛，可改善妊娠气郁、情绪不佳而造成的腹痛。

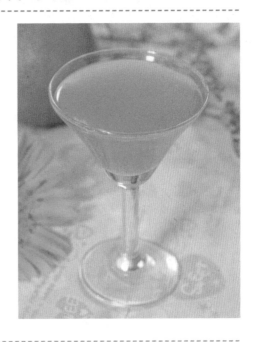

草果豆蔻煲乌骨鸡

原料：乌骨鸡500克，草果5克，草豆蔻5克，盐2克。

做法：

1.将乌骨鸡宰杀洗净。

2.草果、草豆蔻放入乌骨鸡腹内，以竹签缝隙好切口，加水煮沸，放入盐、味精食用。

营养功效：此菜可温中健胃，适用于虚寒妊娠腹痛。

乌鸡糯米葱白粥

原料：乌鸡腿1只，圆糯米、葱、盐各适量。

做法：

1.乌鸡腿洗净、切块，入沸水焯烫后沥干。

2.将乌鸡腿加4碗水熬汤，大火开后转小火，约煮15分钟，再入圆糯米煮，开后转小火煮。葱白去头须，切细丝，待糯米煮熟后，再加入盐调味，最后入葱丝闷一下即可。

营养功效：此粥可补气养血、安胎止痛，改善气血虚弱所致之胎动。

孕期高血压综合征

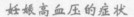

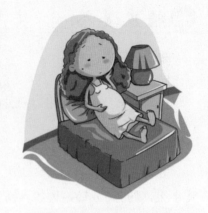

正常怀孕的孕妈妈，由于体内雌激素增多，使得身体合成蛋白质的功能增强，从而使身体内的血管紧张素增多，而血管紧张素是导致血管收缩、血压增高的主要物质。如果孕妈妈连续几次测量血压都不正常，且高于120/80毫米汞柱，就要考虑患妊娠高血压的可能。

妊娠高血压的症状

妊娠高血压最具代表性的三大症状是：浮肿、高血压、蛋白尿。浮肿是因为毛细血管中的水分渗透到组织间并蓄积在皮下所致；高血压是全身小动脉痉挛变细的结果；蛋白尿是由于肾脏功能障碍，使血中蛋白漏出所致。

患有妊娠高血压的孕妈妈会出现头痛、头晕、眼花、胸闷、烦躁等症状。有的还可能发生抽风，即发生子痫，其表现为眼球上斜固定，头向后仰，牙关咬紧，继而口角及面部肌肉抽搐，全身四肢强直，双手紧握，并迅速发生剧烈的节奏性抽动，抽动时呼吸停止、面色青紫，1分钟左右抽动停止，全身肌肉松弛，此后便鼾声大作，意识丧失，约半小时后苏醒。当发展成重度子痫前期及子痫时，若不及时治疗，孕妈妈可发生心力衰竭、肾功能衰退、脑出血、肝肾损害等，严重时可发生弥散性血管内凝血，而导致产妇大量失血死亡。妊娠高血压发展到相当严重程度时，对胎儿影响也极大。可造成胎盘血管痉挛、缺血，甚至胎盘早剥、胎儿死亡。

妊娠高血压的防治

孕妈妈患了妊娠高血压后，如何防治，关键是控制在轻度阶段，不要让其往重度阶段发展。特别是在治疗的同时，在饮食上加以控制效果更好，可起到辅助治疗的作用。

限制水分和食盐的摄入

水分在体内的积蓄是引起水肿的重要原因。根据症状的严重程度的不同，对水分的限制也不同。一般轻度高血压孕妈妈可自己掌握尽量减少水分的摄入。中度和重度高血压患者，则要定量控制。一般中度高血压时，每天摄入水量不超过1200毫升，重度高血压时，可按前一天尿量加上500毫升计算摄入。这些水量应包括食物的水分。

食盐中的钠有贮存水分、加重水肿、收缩血管、升高血压的作用。轻度高血压时，可不必过分限制食盐摄入，只不吃过咸的食物就可以了。每天氯化钠的摄入量以不超过10克为宜。中度、重度高血压时，要限制食盐的摄入，每天的摄入量分别不要超过7克或3克。另外，小苏打、发酵粉、味精也含有钠，要注意限量食用。

摄入足够的优质蛋白质和必需脂肪酸

孕中后期正是胎儿发育旺盛的时期，需要足够的蛋白质。同时由于高血压蛋白尿的发生，从尿液中损失一部分蛋白质。所以，除并发严重肾炎外，一般不要限制蛋白质的摄入。必需脂肪酸的缺乏，往往会加重病情，所以应多吃些植物油，补充不饱和脂肪酸。

改善食物烹调加工方法，多烹饪一些清淡食物

孕妈妈长期食用淡食会引起食欲下降。为此，在烹调食物中要把限量内的盐和酱油，撒在菜肴的表面，往往会有较好的调味效果。也可使用一些不含钠的调味，如香菇、醋、糖、柠檬汁等，把食物做成酸味、甜味、香味，也可引起食欲，使孕妈妈多进食。有些新鲜食品，不加调味品，也会受到孕妈妈的喜爱，采用烹调方法，如油炸、烧、蒸、煮等，也能起到增进食欲的作用。

增加钙、锌的摄入

钙、锌的摄入量增加，妊娠高血压综合征发病率会有所下降。海产鱼、虾是钙、锌的良好食物来源。此外，牛奶及奶制品也含有丰富的钙、锌。

各类宜吃的食物

主食：大米、面粉、麦片、通心粉、酵母制作的面包。

动物性食物：禽肉、牛肉、河鱼、河虾、鸡蛋及瘦猪肉。

蔬菜类食物：茄子、洋葱、芹菜、扁豆角、白菜、马铃薯、南瓜、西红柿、胡萝卜、黄瓜、菜花、青菜、芥菜等。

水果类：各类时令鲜果。

其他：白糖、蜂蜜、植物油都可以食用。

饮食调养妙方

🍎 香干炒芹菜

原料： 芹菜350克，香干200克，葱花、盐、料酒各5克，麻油少许。

做法：

1.芹菜择洗净，剖细，再切成4厘米左右的段；香干切条。

2.将葱花爆香，下入芹菜段翻炒，再放入香干、料酒、盐炒拌均匀，淋入麻油，撒入味精即可。

营养功效： 芹菜茎叶中含有芹菜苷、佛手苷内脂、挥发油等成分，有降压利尿功效。

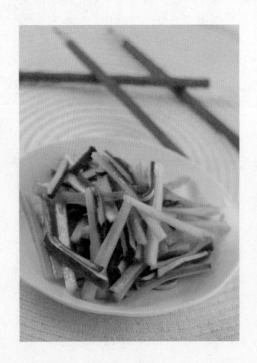

🍎 海蜇皮汤

原料： 海蜇皮120克，荸荠350克，黑木耳10克。

做法：

1.将黑木耳用沸水浸泡后，去蒂洗净；海蜇皮、荸荠洗干净。

2.三者一起放入沙锅，加水用大火煮沸后，改用文火煎煮，取浓汁250毫升即可。

营养功效： 此汤可凉血养血。适用于孕期高血压、下肢水肿、头晕等。

🍎 虾皮炒茭白

原料： 茭白300克，虾皮50克，青椒25克，花生油、葱、姜、盐、白糖各适量。

做法：

1.将茭白削去皮，洗净，切成片，放开水锅内略焯一下，捞出；青椒洗净，切成片。将虾皮去杂洗净。将葱、姜洗净，再切成末。

2.锅置火上，倒入花生油烧八成热，下入葱末、姜末和虾皮，煸炒出香味，加入茭白、青椒、盐、白糖，煸炒几下，稍加点开水，炒匀出锅即可。

营养功效： 利尿，降压。茭白滑嫩，虾皮鲜香。

孕期糖尿病

一般情况下，孕妈妈孕期的饮食是不会导致妊娠糖尿病的。孕期出现的糖尿病是指怀孕前没有糖尿病病史，而是怀孕后才出现高血糖现象，其发生率为1%～3%。此类糖尿病主要是因为孕妈妈的身体对碳水化合物耐受性不良而使得血糖偏高，它是随孕期的增加而悄悄到来的。妊娠糖尿病通常没有比较明显的表象。但是，如果孕妈妈足够细心的话，还是有迹象可循的，如孕妈妈能吃能喝，尿也多，可体重还是持续往下降。此时，孕妈妈该检查一下了。而高龄孕妈妈、肥胖孕妈妈、有家族史，以及曾经有过流产、早产、巨婴、胎儿先天畸形等的，是最需要做糖尿病筛检的。

有资料表明，患糖尿病的孕妈妈对胎儿可产生以下4种不良后果：

1.巨婴，约占孕期糖尿病患者的25%。

2.死胎率高，占5%～10%。

3.新生儿死亡率高，占4%～10%，最常见的是出生后死于呼吸窘迫症。

4.胎儿畸形发生率比正常人高出2～3倍。

孕期糖尿病不仅对孕妈妈自身带来烦恼，还会产生其他一些不良因素：

1.妊娠高血压综合征患病率增高。

2.羊水会增多，约增加25%。

3.使胎儿巨大，需剖宫产率提高。

4.孕妈妈糖尿病稳定性差，易致酮症酸中毒、低血糖及尿路感染。

一般患有糖尿病的人对饮食都有比较严格的要求，何况孕妈妈这类特殊的人群。孕妈妈对饮食要慎之又慎，除了需遵循一般糖尿病患者的饮食要求去做外，还要注意以下几点：

● 将热量的摄取控制在合理范围内（具体的需根椐各个孕妈妈的具体情况而定，可咨询孕检医生），忌吃含糖量高的食物；适当增加较粗的食物，如标准粉、糙米，同时注意质与量之分配，以使血糖较平稳。

● 保证蛋白质供给充足，以满足母婴所需。蛋白质的进食量应与妊娠期相同的正常孕妈妈的每日蛋白质略高一些。特别要多吃一些豆制品，增加植物蛋白质也吃一些含优质蛋白质的动物性食物，如肉、禽、蛋、虾等。

● 补充铁、叶酸、维生素A、B族维生素等，从孕中期后，每1～2周吃一次动物肝类，对糖尿病有助疗作用。

● 多吃新鲜蔬菜，尤其是绿叶菜，以提供较多的钙、铁、胡萝卜素、维生素C，促进糖代谢。

● 适当限制食盐的摄入。

● 特别要注意食物的搭配、宜忌及食用时间。碳水化合物以粮食及豆类为主，应注意粗细粮搭配。水果不宜餐后立即食用，应于餐后3小时左右食用，且每日以200～400克为宜，并计算到总热量中，其中草莓、猕猴桃等可首选，而香蕉、荔枝、龙眼和葡萄等含热量较高，故不宜多吃。糖、蜂蜜、巧克力、甜点等双糖、单糖食物应避免。

患糖尿病的孕妈妈，如按以上要求进食，基本能控制血糖升高，从而有利于自身的健康和胎儿的营养需求。

饮食调养妙方

丝瓜鸡蛋汤

原料：丝瓜1条，鸡蛋、天津冬菜、葱花、盐、鸡粉、纯山茶油各适量。

做法：

1. 丝瓜切成长段，鸡蛋下锅煎香，备用。

2. 水烧开，放入丝瓜、鸡蛋、冬菜、盐、鸡粉煮开，盛入碗中，撒上葱花即可。

营养功效：此汤对妊娠糖尿病、高血糖有较好效果。

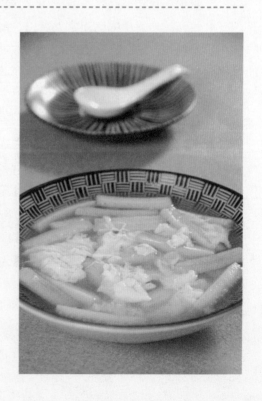

红烧鳝鱼

原料：鳝鱼250克，植物油、黄酒、酱油、大蒜头适量，盐、葱花各少许。

做法：

1.鳝鱼活杀，去内脏，洗净，切成段。

2.大蒜头半只，连皮打碎，去皮备用。

3.起油锅，先入大蒜头翻炒片刻，随即倒入鳝鱼段，翻炒3分钟，加黄酒再焖炒3分钟，待发出酒香后，加少许盐、酱油及适量冷水，继续焖烧20～30分钟，至汁水快干时，撒入葱花，盛碗。

营养功效：此鱼补虚益气，祛风寒湿，通血脉，降血糖等。

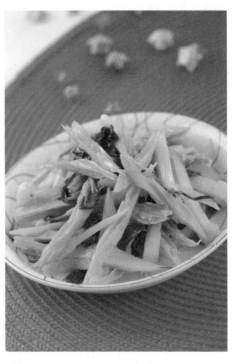

腐竹炒油菜

原料：油菜400克，腐竹50克，枸杞子少许，葱花、姜末、糖、盐各适量。

做法：

1.将泡好的腐竹切成柳叶形。油菜择洗干净，控干水分备用。

2.炒锅内放入少许的油，待油温五成热时放入葱花、姜末爆炒出香味。

3.放腐竹翻炒之后放入小油菜，放入适量糖和盐翻炒均匀，撒上枸杞子即可出锅。

营养功效：此菜对妊娠糖尿病、高血脂有较好效果。

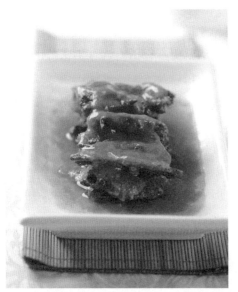

孕期痔疮

痔疮常见于孕晚期，或原痔疮者在孕晚期加重，痔疮在孕妈妈中发病率高达66%。痔疮形成的原因多因增大的子宫压迫着直肠，以及便秘、腹压增高及性激素对血管平滑肌的扩张作用，使静脉血液回流受阻和压力增高，造成局部痔静脉曲张所致。

早期症状是大便外表带有血迹或便后肛门出血，严重时血液可喷射而出。内痔常有坠胀感，外痔常有痒和胀感。形成血栓性外痔时疼痛剧烈，行走困难，使人坐立不安，还会引起头昏、气短、乏力、精神不振等贫血症状。痔疮症状通常在分娩后可明显

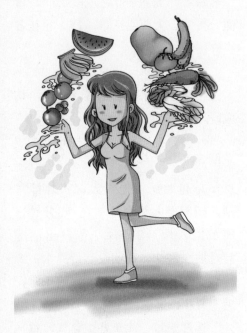

减轻或自行消失，但这还是令孕妈妈烦恼，不过，如果采取一些科学的方法可使烦恼大大减少：

● 在丰富均衡的营养前提下多吃含纤维素的蔬菜、水果和粗粮，并注意少量多次的饮水，少吃辛辣或刺激性食物，饮酒就更不行了。含有丰富纤维素的食物如芹菜、菠菜、紫菜、韭菜、黄花菜、茭白以及苹果、瓜类、梨、豆类、燕麦等，可以增加胃肠蠕动，润肠通便，排出肠道的有害物质，纠正便秘，保持大便通畅。

● 养成早上定时排便的生物钟活动，先喝一杯凉开水再吃早餐，加强直立反射和胃结肠反射以促进排便；当便干难以排出时可喝些蜂蜜等，避免血管破裂出血而使疼痛、便血发生及痔疮形成。但孕妈妈在便秘时不能使用番泻叶、大黄等泻药，以防引发流产或早产。

孕期痔疮宜吃的食物

主食及豆类的选择：多吃些粗杂粮，如小米、赤小豆、高粱米、红薯、玉米、杂豆等。

肉蛋奶的选择：猪瘦肉、猪大肠、鸭肉、甲鱼、海参、牛奶和豆制品；便血较多时可选用黄鳝、黑鱼等具有止血作用的食物。

蔬菜的选择：芹菜、韭菜、冬瓜、丝瓜、菠菜、空心菜、竹笋、茄子、白菜、萝卜、黄花菜、荸荠等；便血时可以吃黑木耳、鲜藕等以养血止血。

水果的选择：橘子、柿子、梨、桑葚、罗汉果、无花果、橄榄、杨桃、香蕉、苹果、红枣等。

其他：黑芝麻、胡桃肉、核桃、芝麻、柿饼、蜂蜜，烹调时多用些芝麻油、菜籽油等，增加肠内容物的润滑性。

饮食调养妙方

芹菜粥

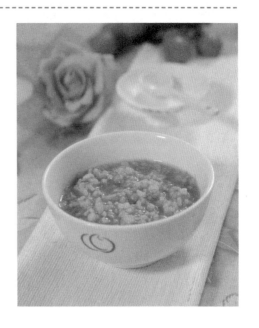

原料：芹菜120克，粳米150克。

做法：

1.将芹菜洗净，切成长1厘米的段。

2.粳米加水适量，用武火烧沸，入芹菜，改文火煮至粥成，调味即成。

营养功效：此粥可清热利湿。早晚食用。

紫菜豆腐肉片汤

原料： 紫菜（干）10克，北豆腐150克，猪肉（瘦）50克，生抽、醋、盐、麻油、葱粒各适量。

做法：

1.将紫菜浸洗去砂质，捞起；猪肉切片腌过，拖水，豆腐切片。

2.待肉汤或水煲开，倒入紫菜、豆腐、肉片，再煮开时，加些生抽、醋、盐、麻油及葱粒即成。

营养功效： 此汤可润肠清热，治痔疮。

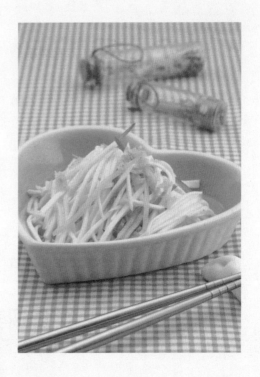

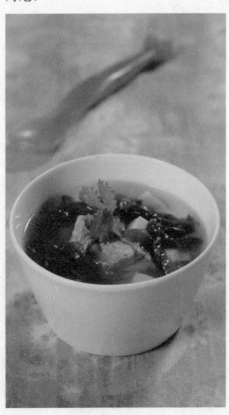

麻油茭白

原料： 茭白2个，麻油、盐、白糖各适量。

做法：

1.将茭白去皮洗净，烫一下捞出，切条备用。

2.炒锅上火，放油烧至六成热，下茭白翻炒。

3.添加盐、白糖和适量清水，烧2分钟，淋上麻油即可。

营养功效： 此菜可润肠清热，预防痔疮。

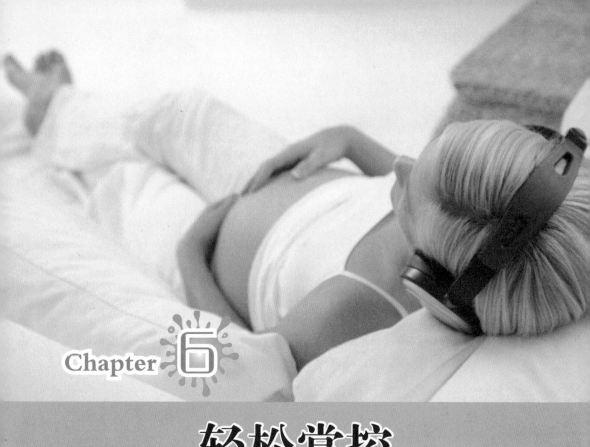

Chapter 6

轻松掌控
孕期健康红绿灯

　　孕前孕后，孕妈妈在生活上有许多方面都必须注意，若不留心加以避之，会给胎宝宝带来危害，比如，孕妈妈家养了宠物，宠物身上寄生的弓形虫，会感染孕妈妈，危胁着胎宝宝的安全；一向爱打扮的孕妈妈，在孕期习惯性地使用化妆品，也会使化妆品中含有的有毒成分伤害胎宝宝。

　　因此，提醒孕妈妈在孕期一定要注意生活的细节，避免许多不该发生的事情的发生。另外，本部分也提醒了孕妈妈食用哪些食物会对胎宝宝特别有营养，指导孕妈妈在孕期的饮食中恰如其分地选择。

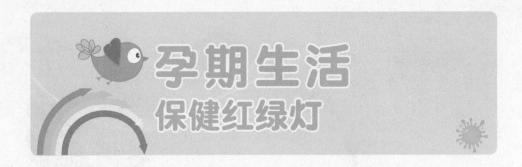

孕期保健是优生的基础和关键。孕妈妈除了定期孕检之外，在衣、食、住、行以及劳动、工作和休息等日常生活的每一个细节都要慎重，才能保证自身健康和胎宝宝的正常发育。比如不做剧烈运动，避免劳累过度，慎重进行夫妻生活，走路时以防摔跤等，这些都是生活保健的细节，需要孕妈妈细心而不掉以轻心。

 ## 孕期宜避免疲劳过度

在怀孕期间，孕妈妈站立或坐着过久，都容易造成疲劳过度。因此，需要经常活动一下，活动活动筋骨，不要站立或坐得太久。此外，白领妈妈在怀孕期内，不要在电脑前工作太久，宜每隔1小时休息约10分钟。据有关资料统计，在孕早期，尤其是胎宝宝尚处于胚胎期时，若受到强电磁辐射可能造成肢体缺陷或畸形；在4至5月，若受到电磁辐射可能造成胎宝宝智力低下，重则造成痴呆；6至10月，受电磁辐射可能导致胎儿免疫功能低下，出生后体弱多病。孕前期妇女还是尽量远离手机、电脑为好。

孕妈妈在孕期应该进行适度的运动，可以选择散步、做体操等相对缓和的运动。在孕中期进行一些轻微的运动也是允许的，但爬山、蹦跳等高危运动，太过激烈的运动，绝不可进行，容易造成流产。

总的来说，孕期孕妈妈要注意休息，睡好觉，做些适度而轻缓的运动，保持舒畅的好心情，孕育一个健康聪明的宝宝。

孕前不宜养宠物

许多孕妈妈家都有养宠物的爱好，这在计划怀孕前是可以的，但从计划怀孕起就应安排好可爱宠物的归宿，因为孕妈妈是不能接触宠物的。

许多小动物如猫、狗和鸽等身上都容易寄生弓形虫原虫，感染弓形虫后会排出弓形虫卵囊附于粪便上，所以孕期的你应该避免收拾宠物粪便，远离宠物，尽量不要与之有过于亲密的接触。弓形虫卵囊易也会通过未熟的猪、牛、羊肉及家禽肉传播，你如果不慎食用这些被感染的食物，很容易被感染，引起弓形虫病。并且弓形虫原虫可通过血液、子宫、羊水进入胎盘而感染胎宝宝，影响胎宝宝的正常发育，甚至会给胎宝宝"致命的打击"，如流产、早产、死胎及先天性弓形虫病，表现为视网膜脉络炎、脑内钙化、脑积水，但是有些胎宝宝出生后无明显症状，若不及时治疗，数月或数年后可出现智力低下、癫痫等中枢神经系统损害以及斜视、失明等眼部损害。因此，孕妈妈不宜接触宠物。

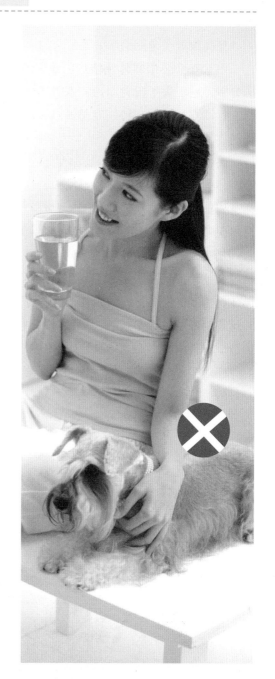

孕期不要穿高跟鞋

穿高跟鞋在孕期给孕妈妈带来的风险系数相当高。

由于在怀孕期间体重增加，重心前移，特别从孕5月起，孕妈妈的肚子大了好多，这加大了腰背肌肉和双脚的压力，也使得孕妈妈身体的平衡状态不够稳，行动变得笨拙，特别容易摔跤。而摔跤对于孕妈妈来说是大忌，极易造成流产。

高跟鞋鞋跟的高度一般在4厘米左右，孕妈妈穿上高跟鞋后，为了维持整个身体的平衡，会迫使脊柱过度前凸而弯曲，形成孕妈妈特有的昂头挺胸凸肚的身姿，容易造成孕妈妈疲劳。此外，穿高跟鞋易导致出现前弓腿、后绷腿，易出现腰肌劳损和因全身重量集中于前脚掌而造成的趾关节疼痛。

最重要的是对中晚期的孕妈妈而言，穿上高跟鞋会造成骨盆倾斜度加大，诱发头位难产。高跟鞋还会导致腹部压力上升，加大血管压力，从而限制血液循环，胎宝宝供血受到影响，造成胎宝宝营养物质不足，影响其发育。

还有，怀孕后孕妈妈的下肢静脉回流会受到影响，站立太久或是行走过远会造成双脚水肿，而高跟鞋鞋底、鞋帮过硬会加重水肿。

在这里建议孕妈妈们，怀孕后最好穿平底鞋、软底布鞋、胶鞋，这些鞋有良好的柔韧性和易弯曲性，还有一定的弹性，可随脚的形状进行变化，所以穿着舒适，行走轻巧，可减轻孕妈妈的身体负担，并可防止摔倒等危险的情况发生。

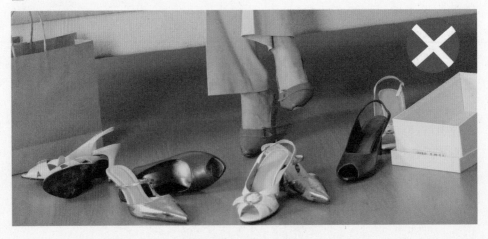

警惕化妆品中的有害成分

女性对化妆品可谓是情有独钟，但对于孕期的孕妈妈而言化妆品绝对可以称得上是一个定时炸弹。有很多化妆品对于腹中的胎宝宝都是一个威胁，下面就让我们来看一下化装品危险系数排行榜吧。

染发剂

上榜理由：据权威医学机构的研究表明，一般染发剂都含有十几种化学成分，其中包含铅和有机溶剂，会对人的血液系统造成危害。染发剂还会导致皮肤癌，容易造成胎宝宝流产和畸形，所以为了胎宝宝和孕妈妈自身的健康不宜使用染发剂。

冷烫精

上榜理由：怀孕期内头发十分脆弱，容易脱落，若使用冷烫精烫发，会加剧头发的脱落。冷烫精里还含有一种含硫基的机酸，易溶于水，是一种有毒的化学物质，常温下可以溶于于水中。过量的使用后头皮通过与之广泛的接触，发质会下降，脱发现象也会加重，会对胎宝宝发育造成影响。孕妈妈亦不宜使用化学冷烫精。

口红

上榜理由：口红是一种极为常见的化妆品，其成分主要是各种油脂、香料、蜡质和颜料。采用的油脂主要是羊毛脂，羊毛脂吸附功能强大，空气中各种对人体有害的重金属微量元素也会被其吸附，而且还有可能吸附大肠杆菌进入胎儿体内，涂抹口红后，被吸附的有害物质就会经由唾液进入体内，直接或间接的影响到胎宝宝的健康发育。由于这些因素，孕妈妈最好不要涂抹口红，尤其要注意避免长期涂抹。

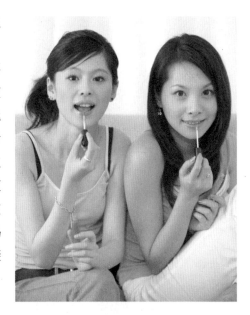

指甲油

上榜理由：消化纤维是大多数指甲油的基料，加之丙酮、乙酯、丁酯、邻苯二甲酸等各种化学配料，指甲油对于孕妈妈来说是一件十足的危险品。若用涂了指甲油的手吃东西，毒素就很容易随食物进入体内，并能通过胎盘和血液进入胎宝宝体内，日子一长就会影响胎宝宝健康。"酞酸酯"是存于指甲油中的一种有害物质之一，人体吸收后有损健康，而且还可能导致胎儿畸形或流产。

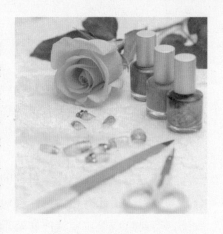

此外指甲油还有可能影响产前检查的结果，因为指甲油的颜色会给医生对心脏病和贫血等的诊断带来影响。孕妈妈要慎用指甲油。

脱毛剂

上榜理由：脱毛剂属于化学制品，过多使用会对胎宝宝的健康造成极大的危害。此外电针脱毛效果不佳，而且电流还会伤害胎宝宝。

祛斑霜

上榜理由：孕期孕妈妈会出现色斑加重的情况，这是一种正常的生理现象，但这会给一向爱美孕妈妈带来尴尬，许多孕妈妈便使用祛斑霜来消除色斑。

祛斑霜对孕期孕妈妈的祛斑效果并不好，反而容易让祛斑霜内含有的铅、汞等化学物以及某些激素趁虚而入地进入体内，不但没能达到祛斑效果，却由此而影响到胎宝宝的发育，甚至造成胎宝宝畸形！

那么孕妈妈该如何挑选护肤品呢？孕期的特殊性要求孕妈妈在选择护肤品时要慎重，所选的护肤品一定不能含有激素类和有害于胎宝宝的化学成分，含有维生素E的性质温和的纯植物产品是最好的选择，尽量避免选择中医上所讲的凉性植物制成的产品。

总之，孕妈妈不宜使用化妆品，如果在孕期确需化妆的话，为了宝宝的健康，妆不要化得太重，特别是口红和粉底，留妆时间不宜过长，卸妆要彻底。所选择的化妆品应遵循避免含激素以及铜、汞、铅等重金属成分，尽量选择天然原料产品。要注意化妆品的清洁，坚决避免与别人共用化妆品。

孕期取暖不宜用电热毯

　　电热毯作为一种便利的取暖工具，在冬天特别受青睐，但是孕妈妈要注意了哦，电热毯紧贴于你身下，电流虽小但却能带来持续的高温，这种持续的高温会引起胚胎中蛋白质的变形，直接威胁到胎宝宝的健康，甚至导致胎宝宝畸形。特别是在孕早期，使用电热毯极有可能导致胎宝宝流产。为什么会出现此种情况，科学家们认为，这是因为当人们使用电热毯的时候，由于人体与电热毯之间存在着电容，即使是绝缘电阻完全合格的电热毯，也会有40～70伏特的感应电压和15微安的电流产生并作用于人体。这种电压与电流量虽然较小，但由于电热毯紧贴在孕妇身下，对处于发育中的胎儿（尤其是早孕期，胎儿各器官处于分化形成阶段）可能存在潜在的危险。因此，为减少发生畸形儿的高危因素，建议孕妇最好不要睡电热毯。孕妈妈在冬天最好的取暖选择应该是热水袋或者是适度的开空调，方便实用对胎宝宝也没有什么影响。

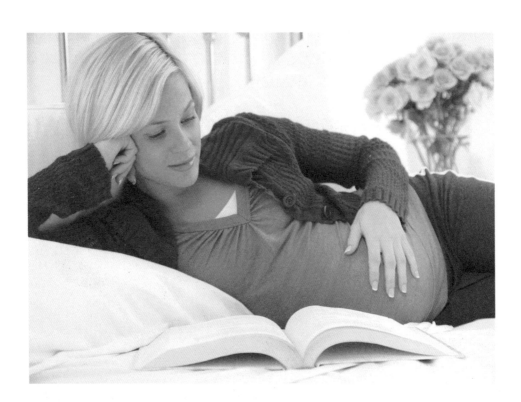

孕期切莫久用电扇和空调

夏季炎热，由于孕妇的特殊体质体温要较常人高0.5℃，就更加地感到炎热难耐了。许多孕妇都会选择空调、电扇等作为消暑的常用工具，但使用电扇和空调要注意不宜长时间使用。在妊娠期，由于体内代谢率的增加，散发的热量也会有大量的增加，毛孔和汗腺在夏季张大，吹电扇和空调易导致寒气侵入体内，引发感冒、伤风、发烧，这就会增加孕期的用药量，不利于孕妇和胎儿的健康。电扇的风向不易调整，常吹电扇会导致孕妇身体只有部分吹到了电扇，造成孕妇身体的冷热不均，而身体为了平衡体表温度就必须加快工作，从而造成孕妇出现头晕、脑涨等疲劳症状。孕妇长期在室内吹空调，如不注意通风，会导致空气污浊，不利于胎儿的正常供氧。

那么孕期该如何合理地利用空调和电扇这些消暑利器呢？首先是要控制时间，电扇、空调应该每吹上一段时间就关一下，空调宜每隔1.5小时就关一次机，休息上15分钟后再开。其次要注意通风，以便室内和外界的空气交换，保持室内空气的清新。再次就是要避免电扇或空调的直吹，直吹易导致身体散热不均，加重孕期疲劳。最后就是要注意空调温度不宜开得过低，26℃左右最宜，若与外界温差过大，也容易诱发感冒。

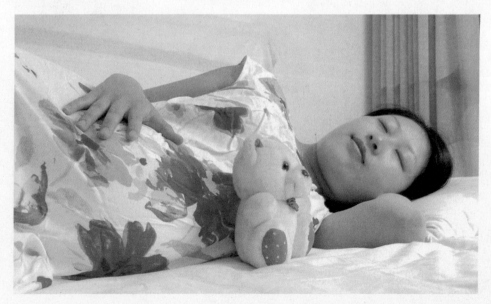

孕期切莫坐浴

孕期的沐浴也是一个应当引起重视的问题，沐浴时淋浴是最好的选择，切忌坐在盆里洗澡。

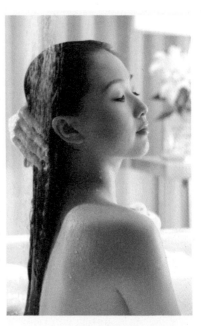

孕后由于内分泌功能多方面的变化，阴道内具有杀菌作用的酸性分泌物减少。如果采用坐浴，细菌、病毒就会从阴道、子宫趁虚而入，导致孕妈妈出现畏寒、腹痛、高热等症状，用药也就难以避免了。而用药又会加大胎宝宝流产、畸形的概率。此外在孕晚期，坐浴还容易造成胎宝宝的早产。特别要提醒孕妈妈的是：千万不要到公共场所沐浴，容易增加感染病毒的机会，对胎宝宝和母体造成无法挽回的伤害。

在沐浴时还要注意控制沐浴时间和水温，水温不宜超过38℃，时间不要超过20分钟。据有关医学资料表明，孕期沐浴水温每高于正常体温2℃，胎宝宝脑细胞的发育就会出现停滞，要是这个温差扩大到3℃，胎儿的脑细胞就有被杀死的可能。这些伤害可不是一般的，胎宝宝出生后可能会出现智力障碍、小眼球、唇裂、外耳畸形、癫痫等疾病。沐浴时间过长，会使浴室内的空气减少，温度逐渐升高，氧气的供应就会不断减少，导致孕妈妈的脑供血不足，还会影响到胎宝宝的氧气供应，使胎宝宝的心跳加速，严重者甚至会影响到胎宝宝神经系统的发育。

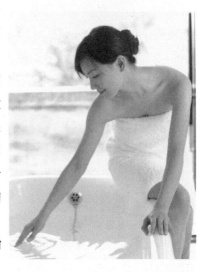

孕期夫妻必须节制性生活

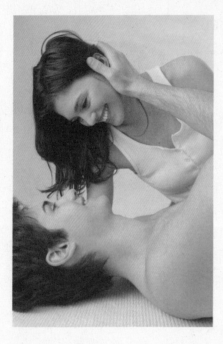

在孕期，性生活的进行要分三个阶段来处理。在孕早期，即怀孕的前三个月，性生活要禁止。因为在孕早期，胎盘尚未发育成熟，其与子宫壁的连接还不甚紧密，加之此时孕妈妈分泌的孕激素量还不够，不能给胚胎以强有力的保护。若进行性生活容易刺激子宫造成子宫收缩，从而引发流产。在孕中期，胎盘已经形成，妊娠状况也较稳定，孕妈妈的性欲也有增强的趋势。在孕中期进行适度的性生活，既有益于增进夫妻感情，又有益于胎宝宝的健康发育。有相关研究表明：在孕中期适度的性生活，有益于胎儿的脑部和神经系统的发育，出生后身体健康、反应敏捷，后天的语言发育也会比较快。此时的性生活每周1次为宜，但要注意不能采用压迫腹部的体位，建议采用前侧体位、侧卧体位、前坐体位或后背体位，并且动作不宜激烈。还有，准爸爸不宜刺激孕妈妈的乳头，孕妈妈自身也应注意调节，不要过度兴奋，否则容易造成流产。在孕后期，孕妈妈的腹部明显隆起，行动笨拙、身体极易疲劳，性欲也减退不少，并且子宫也变得十分敏感。在这个时间段进行性生活，容易使子宫口张开，引发细菌感染或是胎膜提前破裂，导致早产和宫内感染。

有下列情况的孕妈妈，要禁止性生活：

• 有早产史、流产史的，性生活易导致细菌感染，造成早产和宫内感染。

• 有宫颈炎等生殖器炎症的孕妈妈，也应禁止性生活，性生活易使病菌经由子宫进入胎盘，感染到胎宝宝，引发胎宝宝先天性性病或其他传染性疾病。

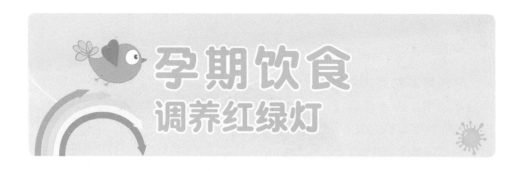

孕期饮食是一门大学问！它的好坏关系着孕妈妈和胎宝宝的健康。什么东西不宜吃，什么东西应该多吃，每位孕妈妈都需要好好学一学。孕期只有均衡饮食，才能确保孕妈妈和胎宝宝的健康。此外，有意识地加强某种食物的摄取，会对腹中胎宝宝的生长发育起到意想不到的微妙作用。孕妈妈们可要专心学一学噢。

 ## 孕期不宜多吃油条

油条是一种常见的食品，加工油条时需加入一定数量的含铝无机物明矾，这会给大脑造成极大的伤害，轻则形成大脑障碍，重则导致痴呆儿的产生。除此之外，经过高温加工的油条，其中的脂肪被氧化成有害物质，蛋白质和维生素也遭到破坏，营养价值下降。因此油条不宜多吃常吃，否则会加重铝元素的富集，危害到母子的健康。

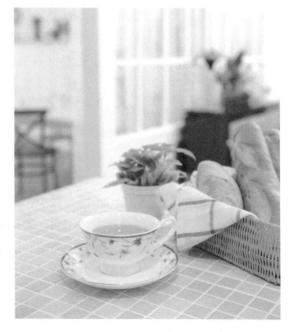

孕期多吃鱼可以让宝宝更聪明

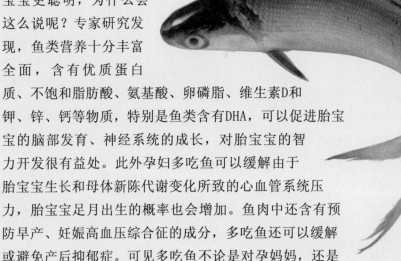

孕妈妈多吃鱼，可让宝宝更聪明，为什么会这么说呢？专家研究发现，鱼类营养十分丰富全面，含有优质蛋白质、不饱和脂肪酸、氨基酸、卵磷脂、维生素D和钾、锌、钙等物质，特别是鱼类含有DHA，可以促进胎宝宝的脑部发育、神经系统的成长，对胎宝宝的智力开发很有益处。此外孕妇多吃鱼可以缓解由于胎宝宝生长和母体新陈代谢变化所致的心血管系统压力，胎宝宝足月出生的概率也会增加。鱼肉中还含有预防早产、妊娠高血压综合征的成分，多吃鱼还可以缓解或避免产后抑郁症。可见多吃鱼不论是对孕妈妈，还是对于胎宝宝都是十分有益的。

在鱼类的选择上应该倾向于深海鱼，如：鲑鱼、沙丁鱼、秋刀鱼、鲭鱼、花鱼、平鱼、带鱼，鱼的年龄、体型应该偏小，尽量选择有良好产地的鱼。烹鱼时，避免煎炸，以清蒸最宜。此外产自水质较好地方的鲫鱼、鲢鱼等淡水鱼类也是不错的选择。但是鲨鱼、剑鱼、方头鱼、金枪鱼这类含汞量较高的鱼，不宜食用。

选鱼还要注意几点：一般新鲜的鱼色泽光鲜，十分活跃，颜色也比较深。相反，那些没有光泽、颜色较浅、不爱活动的鱼就是不够新鲜的；鱼的重量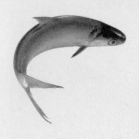在500克以下最合适，500克以下的鱼年龄较小，体内富集的污染物也较少，被污染的鱼眼睛浑浊鼓出、鳃部暗红甚至发黑、头部畸形或是头偏大，买鱼时应该特别注意；此外还要问清鱼的产地，产地远离工厂和污染源是最好的；吃鱼要变换着吃，不要连续吃一种鱼太久，这样营养就不会太全面，吃久了也会导致食欲的下降。

孕期多吃玉米有利胎儿健脑

　　玉米的作用很容易被我们忽视，作为一种常见的食物，它含有对胎儿生长发育有益的诸多营养成分。玉米含有丰富的维生素A、维生素E、蛋白质和脂肪，其特有的胶质蛋白、球蛋白和白蛋白等含量丰富，比例占到了20%～22%。这些营养物质有利于胎儿的智力和视力的发展，此外玉米中含量丰富的维生素可以抗细胞氧化，对于延缓皮肤的衰老有不错的美容功效哦。玉米所含脂肪中，亚油酸、油酸等聚不饱和脂肪酸，有助于胎儿的脑部发育、开发智力，玉米中的蛋白质还含有天冬氨酸、谷氨酸等对胎儿神经系统发育有益的成分，可见多吃玉米对生出一个聪明伶俐的宝宝是至关重要的。

　　玉米中还含有大量的纤维素，有利于肠道健康，同时中医认为玉米性平味甘，有开胃、健脾、除湿、利尿等功效，可以缓解孕期的水肿。玉米的健胃作用也不能忽视，在孕期食用玉米有助于改善食欲，从而保证每日膳食摄入的营养更加均衡，间接地有利于胎儿的健康发育。但是食用玉米也应该注意确保玉米的来源健康有保障，不宜进食不够新鲜的玉米。

孕期多吃山楂易导致流产

　　孕妈妈在怀孕早期，由于绒毛膜促性腺激素分泌的增加，抑制了胃酸的分泌，降低了消化酶的活性，导致孕期厌食症的发生。许多孕妈妈在出现这些症状后都会采取食用山楂这类酸性食物或是辣椒之类的刺激性食物，来改善食欲。适量的山楂有助于食欲的改善，但如果吃得太多了，则会对子宫产生刺激作用使子宫收缩加剧，增加流产的几率。有过流产史或有此征兆的孕妈妈要特别注意，不要吃山楂。在中药中山楂有活血化瘀的功效，这种功效在孕期对胎儿来说是一个巨大的危害。

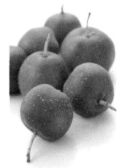

　　孕期的健胃食品选择要注意，口味应该尽量清淡，不宜过酸过辣，萝卜是个不错的选择。

孕期不宜吃发芽的土豆

富含优质蛋白质、人体所需的18种氨基酸以及大量的维生素，这是土豆的最大营养价值所在。有人甚至认为只要吃土豆就可以获得人体所需的全部营养。土豆营养价值虽高，但孕期孕妈妈在食用土豆时就要注意啦，千万不要吃发芽的土豆。

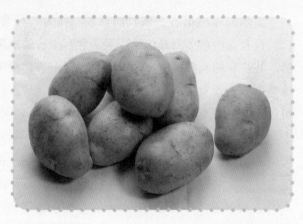

发芽土豆一般是存放较久的，它的生物碱含量也相当的大，孕妈妈食用发芽土豆后生物碱会通过血液经由胎盘影响胎宝宝的发育，受此影响的胎宝宝生长也变得缓慢。长期食用富含生物碱的发芽土豆，就会使得生物碱在体内蓄积，从而造成畸形儿。土豆发芽后受链霉菌感染的影响，在芽根周围会聚集大量的龙葵素。龙葵素是一种有毒物质，食用后会麻痹呼吸系统和运动系统，造成中毒，直接威胁到孕妈妈的生命健康，导致畸形儿的产生。有相关科学实验表明，孕妈妈吃了发芽的土豆，会严重影响胎儿胰腺的发育，造成胰岛素分泌不足，使新生儿患上先天性I型糖尿病。要注意的是，有很多人认为，经过水的浸泡、蒸或煮之后，龙葵素及其他有害物质都会被消灭干净，其实不然，只有避免吃发芽土豆才可以免受其害。

此外由土豆加工制成的薯片，在经过高温处理后龙葵素等有害物质虽然有所减少，但油脂盐分含量攀升，孕妈妈吃后会造成肥胖症甚至是诱发妊娠高血压综合征，给日后的分娩带来极大的风险。所以孕妈妈们可不要贪吃。

吃土豆前要十分注意土豆的清洗环节，特别是对发芽的土豆，弃之不要，要不然就得将豆芽的根部挖洗干净，彻底清除掉被豆芽污染的青绿色部位，在烹饪时加长时间。

孕期饮水过多会加重水肿

　　水是生命之源，人体的2/3是由水构成的，水是各类营养物质吸收和运转的中转站，生命的维持和继续都离不开水。那么对于孕妈妈这个特殊的群体而言，水的作用到底有多重要呢，在饮水方面有哪些需要注意的呢？

　　孕妈妈体内的水分每天以尿液、汗液等形式排泄出来，许多体内的毒素及有害物在被水稀释后经肾排出，可以有效地平衡体内环境，为胎宝宝的生长发育提供一个更好的条件。适度的饮水，可以及时地排出体内的有害物，减小结石病发生的几率，同时也有助于身体各项机能的正常发挥，促进胎宝宝的健康发展。孕期饮水量过少的话，会造成体内的代谢失调，导致各种疾病的发生，无形中影响到胎宝宝的发育及健康。

　　那么在孕期水是不是喝得越多越好呢？曾经有人提出过这样一个观点，孕妈妈水喝得越多越好，但是经过多年的科学验证表明，这个观点是错误的。科学研究发现：饮水过量，不仅会加重肾的负担，还会导致体内水分不能及时排出，这样会由于体内水的增加，稀释了血液浓度，氧的交换就受到限制，容易使人产生头晕、乏力、食欲不振等反应，反而不利于给胎宝宝的生长创造一个良好的条件，而且饮水过多还会加重孕期的水肿。此外饮水过多还容易加大膀胱的压力，增加患膀胱疾病的风险。由此可见，孕期饮水过多也是一个对健康的极大威胁因素。

　　孕期的日饮水量在1200毫升最适宜，这个饮水量既有利于孕妈妈体内毒素的排出，又有助于平衡体内的水分，保持孕妈妈体内环境的清洁，还有益于胎宝宝的健康发育和成长。饮水的选择上，最好是经济、实惠还含有多种矿物质的白开水，当然天然矿泉水也是不错的选择，蒸馏水和纯净水缺少人体必需的矿物质，最好不要饮用。

孕期喝茶对宝宝不利

茶是一种十分常见的饮品，富含茶多酚、芳香油、矿物质、蛋白质、维生素等营养成分。饮茶有助于提神醒脑，促进血液循环、加强心肺功能有重要的作用。而孕妈妈适度饮茶可以减轻水肿，促进消化和胎宝宝的生长发育，但饮茶过频却会造成对胎宝宝的不利影响，这是因为茶叶中含有大量的茶碱和咖啡因，孕妈妈饮用后不仅不易入睡，而且会使胎动变得频繁，导致胎宝宝出生后体重偏轻，体质也会比较差，日后的生长发育也必将受到影响。此外，茶碱还具有强心作用，会使孕妈妈的心跳加快，加重肾和心脏的负担，严重的话还有可能导致妊娠高血压综合征。

绿茶中还含有一种有害物质鞣酸，鞣酸会与孕妈妈体内的铁元素结合，成为一种机体不能吸收的化合物。大家都知道，铁元素是人体造血功能发挥正常的不可缺少的因素，缺少了铁元素，孕妈妈的造血功能就会受到影响，从而加大孕妈妈患妊娠贫血症的风险，胎宝宝的先天性贫血发生几率也会变大。

孕期最好是不要饮茶，若要喝的话，一周两杯左右的淡绿茶最适宜，量不宜过大。富含维生素C的饮料或白开水是孕妈妈们的最佳饮品选择，维生素C有助于铁元素的吸收。切忌喝浓茶！

 ## 孕期要和咖啡说拜拜

孕期要和咖啡说拜拜，为什么这么说呢？因为咖啡中含有大量的咖啡因，孕妈妈饮用后会造成神经兴奋，变得好动，胎宝宝出生后易患多动症。若在孕早期咖啡喝得太多，会阻碍胚胎血液的循环，发生流产的可能性会加大。美国医学杂志《美国妇产科学周刊》刊登的研究成果表明：在孕期咖啡因每日的摄入量超过200毫克，流产的风险就会加大1倍。此外高温泡成的咖啡也是一个禁忌，因为经过高温泡化后咖啡中的咖啡因基本上是全部释放出来了。

薄荷茶泡的水是孕期不错的选择，薄荷茶有提神醒脑的功效，可以给你带来不错的精神。此外大麦茶、黑豆茶及菊花茶也是不错的选择，这些茶不含咖啡因，但含较多的维生素C，有比较好的美容功效。

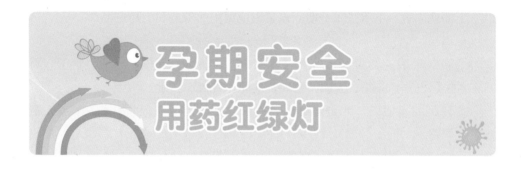

孕期安全
用药红绿灯

孕期用药需十分注意，因为有些药物会对胎宝宝的生长发育造成不良影响。用药必须考虑母体与胎宝宝两者，可用可不用的药尽量不用，慎用可引起子宫收缩的药物，决不可滥用抗生素。孕早期及临产前全力避免用药。切记，孕期用药务必在医生的指导下使用，密切注视药物的不良反应。

 ## 孕期应慎用中药

中药在我们的传统医学中扮演了一个十分重要的角色，国人对中药也是比较信任的，经过多年来的医学实践证明，有相当一部分的中药会对胎宝宝和母体产生不良影响，也就是说孕妈妈要慎用中药。

有些草药（如红花、枳实、蒲黄、麝香、当归等）对子宫有刺激作用，会造成子宫兴奋，引发胎宝宝缺氧或供血不足，导致胎宝宝发育畸形；此外大黄、芒硝、大戟、商陆、巴豆、芫花、牵牛子、甘遂等中药，会对肠道产生严重的刺激，引起子宫强烈的反射性收缩，严重者甚至引起流产、早产和死胎。像斑蝥、生南星、附子、乌头、一枝蒿、川椒、蜈蚣、甘遂、芫花、朱砂、雄黄、大戟、商陆、巴豆等中药，其中所含的生物碱及化学成分复杂，具有一定的毒性，孕妈妈如果服用，胎宝宝的生长发育就会受到影响。

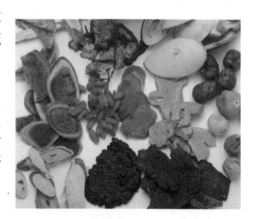

下面就来看一下哪些在孕期应该禁用或慎用的中药和中药制品：

中药

①绝对禁用的剧毒药：沅青（青娘虫）、斑蝥、天雄、乌头、附子、野葛、水银、巴豆、芫花、大戟、硇砂、地胆、红砒、白砒。

②禁用的有毒药：水蛭、虻虫、蜈蚣、雄黄、雌黄、牵牛子、干漆、鳖爪甲、麝香。

③慎用药：茅根、木通、瞿麦、通草、薏苡仁、代赭石、芒硝、牙硝、朴硝、桃仁、牡丹皮、三棱、牛漆、干姜、肉桂、生半夏、皂角、生南星、槐花、蝉蜕、瓜蒂、藜芦、胆矾、郁李仁、蜂蜜、甘遂、赤芍、朱砂、全蝎、积实、红花、五灵脂、没药、莪术、商陆、当归、川芎、丹参、益母草、桃红、血竭、穿山甲、泽兰、乳香、毛冬青、吴茱萸、砂仁、豆蔻、厚朴、木香、枳实、积壳、金铃子、黄连、栀子、龙胆草、山更根、大青叶、板兰根、苦参、牡丹皮、生地黄、玄参、紫草、犀角、川乌、草乌、延胡索、细辛、白芍、白芷、甘草、山枣仁、海龙、海马、芦荟、洋金花、土鳖虫、红娘云、阿魏、猪牙皂、路路通、八月木、紫胡、天仙子、麻黄、冬葵子、蓖麻油、番泻叶、玄明粉、蟾蜍、天南星、太子参、王不留行、硫黄等。

中药制品

①应该禁用的中药制品：中药中制品中有活血化瘀、行气驱风、苦热清寒、凉血解毒等功效的中药制品，如小金丸、三厘散、当归龙荟丸、鳖甲煎丸、十二味翼首散、木瓜丸、痧药、利胆排石片、跌打活血散、牛黄解毒丸（片）、九分散、失笑散、化症回生丸、九气拈痛丸、十一味能消丸、真散、暖脐膏、木香槟榔丸、开胸顺气丸、丁公藤风湿药酒、控涎丸、再造丸、纯阳正气丸、五味麝香丸、云味安消散、小活络丸、苏合香丸、痛经丸、活血止痛散、冠心苏合丸、红灵散、医痫丸、醒消丸等要禁用。

②应该慎用的中药制品：三妙丸、万应锭、女金丸、天麻丸、五虎散、舒肝丸、通关散、鸡血藤膏、牛黄上清丸、分清五淋丸、龙胆泻肝丸、防风通圣丸、妇科分清丸、沉香化气丸、附子理中丸、栀子金花丸、祛风舒筋丸、清胃黄连丸、舒筋活筋酒、安宫牛黄丸（散）、万氏牛黄清心丸等。当然具体的情况，还应遵从医嘱。

孕期禁用清凉油、风油精

在孕期，由于代谢变得更加频繁，孕妈妈排出的汗液也会急剧增加，呼出的二氧化碳、潮湿气体也会增加，而汗液、二氧化碳和潮湿气体等是吸引蚊子的最佳介质，因此孕妈妈特别受蚊子的青睐。为了驱蚊止痒，我们会选择清凉油和风油精。

大部分的风油精和清凉油都含有对人体有一定毒性作用的樟脑等成分，正常人用后可将这些有害成分排出，但由于孕妈妈体内葡萄糖磷酸脱氢酶含量较常人低，无法将这些有毒物通过代谢排出体外，造成这些有毒物滞留体内，并且还会通过胎盘引起胎宝宝的诸多不良反应，影响其正常发育，甚至导致畸形、死胎或是流产。此外风油精、清凉油等化学驱蚊品内还含有冰片这种易导致早产的化学成分。在孕早期，这些危害更大，应该引起孕妈妈们的注意。

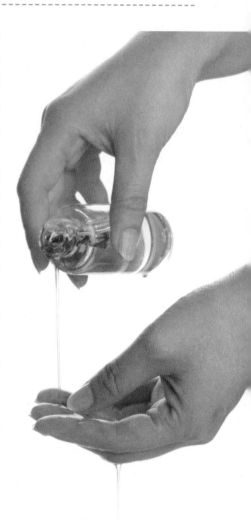

那么孕期该如何防蚊驱蚊呢？首先要在穿衣上下功夫，穿衣要尽量选择棉质的与周围环境颜色相符或相近的，要穿薄的长衣长裤，这样蚊子就不会攻击你了。棉衣裤可以及时吸汗，减少你被蚊子发现的机会。此外蚊子在选择攻击目标时，要通过周围的环境来区别被攻击目标，要是你的衣着与周围环境相符，蚊子的攻击就会减少。若是被蚊子咬了，可以涂抹苯海拉明药膏或炉甘石药膏这类激素和化学成分较低的止痒消炎药。

孕期不宜服用驱虫药和泻药

驱虫剂和泻药都是有一定毒性的药物，在孕早期一般不要使用。

孕早期，胎宝宝的器官处于分化形成阶段，若使用驱虫剂和泻药等有一定毒性的药物，会产生不同程度的危害甚至造成胎宝宝的畸形。驱虫剂和泻药混合使用，会使肠道蠕动加快，刺激子宫，加大孕早期流产的风险，在孕晚期则有可能造成早产。因此孕期不宜服用驱虫剂和泻药。

那么在孕期该如何应对由蛔虫症引起的剧烈腹痛或者是肠梗阻呢？最好是及时到医院治疗，医生会给出一个恰当的治疗方法。或是采取暂停进食、胃肠减压、补液等比较保守的治疗，此外做胃腹部按摩也是个不错的选择。这些方法对治疗部分性肠梗阻之类的由蛔虫症导致的疾病，有较好的效果。如果发生完全性肠梗阻，应该使用解痉剂，加以镇痛剂以及抗生素等，一般可以治愈。

为了预防孕期蛔虫症的发生，孕期的饮食上也应该注意，不要吃半生不熟的肉类，特别是牛排之类。饮食上要清淡为好，详情请参见本书前面的孕期饮食。

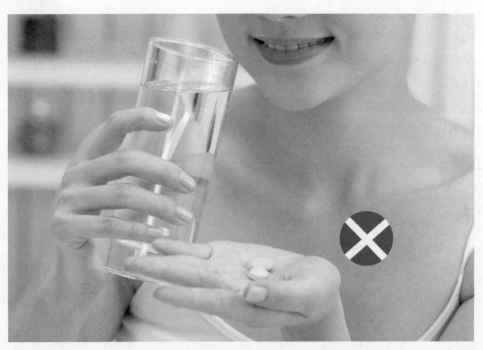

孕期不宜盲目补充维生素

　　不少人认为，孕期多补充维生素有助于胎宝宝的生长发育，于是便天天服用维生素类的药物。虽然维生素是胎宝宝生长发育中不可缺少的，但过量摄入维生素却会给胎宝宝造成伤害。相关医学研究证实：在孕期补充的维生素A过多，胎宝宝的大脑心脏的发育就会受到影响，先天性脑积水和心脏病也有可能被诱发。在孕期孕妈妈服用维生素A的日剂量不宜超过8000国际单位。

　　孕期补充的维生素D过多，就有可能诱发胎宝宝高钙血症，具体表现为囟门过早关闭、腭骨变宽而突出、鼻梁前倾、主动脉窄缩等畸形，甚至还会造成智力减退。

　　维生素B_6对减轻孕早期妊娠反应有较好的效果，但也不宜摄入过多，摄入过多就有可能使胎儿患上维生素B_6依赖症，具体表现有：胎宝宝出生后，维生素B_6来源不足，出现容易兴奋、哭闹不安、容易受惊、眼球颤动、反复惊厥等症状，此外还有可能出现1～6个月体重没有增加的情况，如不及时诊治，还有可能留下智力低下的后遗症。

　　由此可见，孕期补充维生素要适量、慎重。其实只要均衡饮食，基本就能满足孕期对维生素的需要。

孕期莫滥用滋补药品

　　在怀孕期间，很多孕妈妈都会认为补得越多越好，其实不然。补并不是越多越好，滥补只能给孕妈妈和胎宝宝带来一些不良的影响。滥用补品会造成补品的药性在体内积累，时间一长会通过胎盘的血液循环进入胎宝宝的体内，引起蓄积性中毒，给稚嫩的胎儿带来严重的伤害，甚至导致胎宝宝畸形或流产。此外，补品大多都是昂贵无比，大量进补真的是件费钱又不讨好的事。

　　孕期应当以食补为主，只要每天的膳食搭配合理，胎宝宝发育所需的营养物质都能在日常饮食中得到补充。而且食补会有更好的效果，既可避免滥用补药带来的伤害，还能使胎宝宝获得更加全面的营养。若在孕期确有进补的需要，需在医生的指导下进补，不宜盲目进补。

孕期不宜多服温热补品

　　传统医学认为孕期多进补，既可以滋养孕妈妈，还可以促进胎宝宝的生长发育，是个一举多得的好方法。但是人参、鹿茸、桂圆、鹿胎胶、鹿角胶等甘温的补品应慎用，不宜进补过多，如果进补不当将会给胎宝宝和母体造成严重的影响，还会加重孕期的水肿，甚至引发高血压、便秘等症状。此外还会直接影响到孕期正常饮食的摄取和吸收，不利于胎宝宝的全面营养。进补过多还易造成内分泌系统的失调甚至出血，久而久之则会干扰胎宝宝的正常发育，不良的影响也会在胎宝宝出生后显现，情况严重的话还会危及胎宝宝的生命甚至流产、死胎。由此看来，孕期的进补也是一个应该引起重视的问题。补药都具有一定的药性，经过人体的分解、代谢会对孕妇产生不良反应，由于胎宝宝的肝脏发育不全，不具备解毒功能，这些药物经过胎盘会给胎宝宝造成严重的影响。

　　温热的补品进补过多还会加重孕妈妈的虚火，导致阴道出血、胎宝宝窘迫等。在孕期补品的选择上，应当尽量避免温热的补品，要酌情选择太子参、北沙参、石斛、百合、怀山药、生白术、白芍、藕粉和莲子等性清补、平补的补品，还可以适量选择阿胶来补血安胎。孕期样该多吃新鲜的水果蔬菜，注意日常的调养，这样才能给你和胎宝宝带来诸多益处哦。

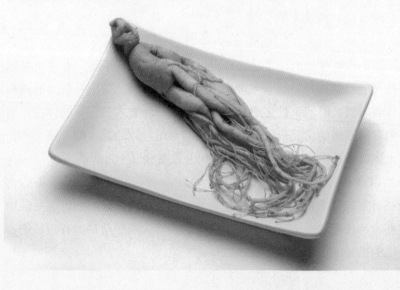

孕期不宜接种的疫苗

　　在孕期接种疫苗是一件风险极大的事情，因为孕期接种疫苗有许多禁忌，若不注意会造成无法挽回的损失。怀孕的前三个月，不宜接种流感疫苗，在孕早期接种流感疫苗一对胚胎造成刺激，形成流产的风险。像麻疹疫苗之类的活疫苗在孕期最好不要接种，若接种则有感染胎儿的可能。死疫苗虽无感染的风险，但可以通过刺激子宫，引起子宫收缩，加大流产早产的风险。风疹疫苗孕妇最好不要接种，若有接种的必要，也应在孕期前尽早接种以避免引起胎儿畸形。此外，水痘、腮腺炎、卡介苗、乙脑和流脑病毒性减毒活疫苗、口服脊髓灰质炎疫苗和百日咳疫苗等，这些疫苗孕妇都应忌用。

　　为了胎儿和您的健康，在孕期接种疫苗时，应该向医生介绍自己的身体情况，以供医生参考，要严格遵从医嘱。有过敏史、流产史的孕妈妈为了胎宝宝和自身的健康应该更加注意，最好不要接种疫苗。

孕期浮肿不宜使用利尿剂

　　水肿是孕期比较常见的一种生理现象，俗称"胎肿"，由于孕期身体内分泌系统和生理条件的变化，随着怀孕时间的增长，下肢等处的水肿现象也会加重。这是孕期的正常现象，但有的孕妈妈为了减轻孕期水肿，会自己使用利尿剂之类的可以减轻浮肿的药物。但是，有些利尿剂是噻嗪类药物，使用后可能会造成胎宝宝患低钠血症、低钾血症，还有可能引起胎宝宝心律不齐，新生儿黄疸、血小板减少症、出血性胰腺炎等；孕妈妈的产程也会延长，导致子宫乏力和胎粪污染羊水。这些都将不利于胎儿的健康发育和新生儿的健康成长。为了胎儿和孕妇自己的健康，如果发生孕期水肿，最好不要使用利尿剂。

　　那么孕期水肿如何才能得到缓解？孕妈妈可在每餐或餐后多摄入一点如冬瓜、黄瓜、红豆、薏仁、番茄、韭菜、石榴、葡萄、橘子、西瓜等有利尿作用的蔬菜和水果。据古代医书《本草纲目》、《食疗本草》、《神农本草经》、《名医别录》等的记载，玉米、莴苣、鲤鱼、鲫鱼等都有利尿功效。只要每餐适量使用上述的利尿食品，孕期的水肿就会得到有效的缓解。

附 录

1.日常食物营养成分表（每百克食物所含的成分）

类别	食物名称	蛋白质（克）	脂肪（克）	碳水化合物（克）	热量（千卡）	矿物质（克）	钙（毫克）	磷（毫克）	铁（毫克）
谷类	大米	7.5	0.5	79	351	0.4	10	100	1.0
	小米	9.7	1.7	77	362	1.4	21	240	4.7
	高粱米	8.2	2.2	78	385	0.4	17	230	5.0
	玉米	8.5	4.3	73	365	1.7	22	210	1.6
	大麦	10.5	2.2	66	326	2.6	43	400	4.1
	面粉	12.0	0.8	70	339	1.5	22	180	7.6
干豆类	黄豆（大豆）	39.2	17.4	25	413	5.0	320	570	5.9
	青豆	37.3	18.3	30	434	5.0	240	530	5.4
	黑豆	49.8	12.1	19	384	4.0	250	450	10.5
	赤小豆	20.7	0.5	58	318	3.3	67	305	5.2
	绿豆	22.1	0.8	59	332	3.3	34	222	9.7
	花豇豆	22.6	2.1	58	341	2.5	100	456	7.9
	豌豆	24.0	1.0	58	339	2.9	57	225	0.8
	蚕豆	28.2	0.8	49	318	2.7	71	340	7.0

类别	食物名称	蛋白质（克）	脂肪（克）	碳水化合物（克）	热量（千卡）	矿物质（克）	钙（毫克）	磷（毫克）	铁（毫克）
鲜豆类	青扁豆荚（鹊豆）	3.0	0.2	6	38	0.7	132	77	0.9
	白扁豆荚（刀豆）	3.2	0.3	5	36	0.8	81	68	3.4
	四季豆（芸豆）	1.9	0.8	4	31	0.7	66	49	1.6
	豌豆	7.2	0.3	12	80	0.9	13	90	0.8
	蚕豆	9.0	0.7	11	86	1.2	15	217	1.7
豆类制品	菜豆角	2.4	0.2	4	27	0.6	53	63	1.0
	黄豆芽	11.5	2.0	7	92	1.4	68	102	6.4
	豆浆	1.6	0.7	19	384	0.2			
	北豆腐	9.2	1.2	6	72	0.9	110	110	3.6
	豆腐乳	14.6	5.7	5	30	7.8	167	200	12.0
	绿豆芽	3.2	0.1	4	30	0.4	23	51	0.9
	豆腐渣	2.6	0.3	7	41	0.7	16	44	4.0
根茎类	小葱	1.4	0.3	5	28	0.8	63	28	1.0
	大葱	1.0	0.3	6	31	0.3	12	46	0.6
	葱头	4.4	0.2	23	111	1.3	5	44	0.4
	芋头（土芝）	2.2	0.1	16	74	0.8	19	51	0.6
	红萝卜	2.0	0.4	5	32	1.4	19	23	1.9
	荸荠（马蹄）	1.5	0.1	21	91	1.5	5	68	0.5
	甘薯（红薯）	2.3	0.2	29	127	0.9	18	20	0.5
	藕	1.0	0.1	6	29	0.7	19	51	0.5
	白萝卜	0.6		6	26	0.8	49	34	0.5
	马铃薯（土豆、洋芋）	1.9	0.7	28	126	1.2	11	59	0.9

类别	食物名称	蛋白质（克）	脂肪（克）	碳水化合物（克）	热量（千卡）	矿物质（克）	钙（毫克）	磷（毫克）	铁（毫克）
叶菜类	黄花菜（鲜）	2.9	0.5	12	64	1.2	73	69	1.4
	黄花菜（干）	14.1	0.4	60	300	7.0	463	173	16.5
	菠菜	2.0	0.2	2	18	2.0	70	34	2.5
	韭菜	2.4	0.5	4	30	0.9	56	45	1.3
	苋菜	2.5	0.4	5	34	2.3	200	46	4.8
	油菜	2.0	0.1	4	25	1.4	140	52	3.4
	大白菜	1.4	0.3	3	19	0.7	33	42	0.4
	小白菜	1.1	0.1	2	13	0.8	86	27	1.2
	洋白菜（椰菜）	1.3	0.3	4	24	0.8	100	56	1.9
	香菜（芫荽）	2.0	0.3	7	39	1.5	170	49	5.6
	芹菜茎	2.2	0.3	2	20	1.0	160	61	8.5
菌类	蘑菇（鲜）	2.9	0.2	3	25	0.6	8	66	1.3
	口蘑（干）	35.6	1.4	23	247	16.2	100	162	32.0
	香菇	13.0	1.8	54	384	4.8	124	415	25.3
	木耳	10.6	0.2	65	304	5.8	357	201	185
海菜类	海带	8.2	0.1	57	262	12.9	2250		150
	紫菜	24.5	0.9	31	230	30.3	330	440	32

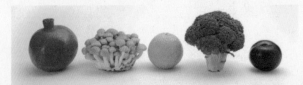

类别	食物名称	蛋白质（克）	脂肪（克）	碳水化合物（克）	热量（千卡）	矿物质（克）	钙（毫克）	磷（毫克）	铁（毫克）
茄类瓜果	南瓜	0.8	–	3	15	0.5	27	22	0.2
	西葫芦	0.6	–	2	10	0.6	17	47	0.2
	瓠子（龙蛋瓜）	0.6	0.1	3	15	0.4	12	17	0.3
	丝瓜（布瓜）	1.5	0.1	5	27	0.5	28	45	0.8
	茄子	2.3	0.1	3	22	0.5	22	31	0.4
	冬瓜	0.4	–	2	10	0.3	19	12	0.3
	西瓜	1.2	–	4	21	0.2	6	10	0.2
	甜瓜	0.3	0.1	4	18	0.4	27	12	0.4
	菜瓜（地黄瓜）	0.9	–	2	12	0.3	24	11	0.2
	黄瓜	0.8	0.2	2	13	0.5	25	37	0.4
	西红柿（番茄）	0.6	0.3	2	13	0.4	8	32	0.4
水果类	柿子	0.7	0.1	11	48	2.9	10	19	0.2
	红枣	1.2	0.2	24	103	0.4	41	23	0.5
	苹果	0.2	0.6	15	60	0.2	11	9	0.3
	香蕉	1.2	0.6	20	90	0.7	10	35	0.8
	梨	0.1	0.1	12	49	0.3	5	6	0.2
	杏	0.9	–	10	44	0.6	26	24	0.8
	李	0.5	0.2	9	40	–	17	20	0.5
	桃	0.8	0.1	7	32	0.5	8	20	1.0
	樱桃	1.2	0.3	8	40	0.6	6	31	5.9
	葡萄	0.2	–	10	41	0.2	4	15	0.6

2.食物的黄金搭档表

01 **食物搭配** 菠菜+芝麻油

营养功效：有疏理肠道的作用，有利于孕期的肠道健康。

02 **食物搭配** 萝卜+紫菜

营养功效：萝卜可化痰止咳、顺气消食；紫菜有清热化痰的作用。二者搭配，可清肺热、治咳嗽，有助于孕期感冒的治愈。

03 **食物搭配** 洋葱+火腿

营养功效：洋葱中含有丰富的维生素C，能够防止火腿中的亚硝酸盐在人体内转化为亚硝酸胺。

04 **食物搭配** 莴笋+蒜苗

营养功效：莴笋顺气通经脉、强筋健骨、清热解毒；蒜苗也有解毒杀菌的作用，二者搭配，可有效防治高血压。

05 **食物搭配** 青笋+黑木耳

营养功效：青笋中维生素C的含量较高，可促进人体对黑木耳中所含铁元素的吸收，二者搭配，有补血作用。

06 **食物搭配** 油菜+青椒

营养功效：油菜中铁元素的含量较多，与青椒搭配，青椒中的维生素C可促进人体对铁的吸收和利用，有益于人体补血。

07 **食物搭配** 土豆+醋

营养功效：土豆营养丰富，但含有微量的有毒物质龙葵素，加入醋，则可以有效地分解有毒物质。

08 **食物搭配** 羊肉+生姜

营养功效：羊肉性热，是滋补佳品；生姜可以驱寒保暖，二者同食，可治腹痛、胃寒。

09 **食物搭配** 牛肉+香菇

营养功效：牛肉是温补性肉类；香菇富含核糖核酸、香菇多糖等，易被人体消化吸收。二者搭配，适合胃弱者食用。

10 **食物搭配** 鲤鱼+米醋

营养功效：鲤鱼有除湿消肿的功效；米醋也有利湿的功能，二者同食，利湿效果更好。

11 | 食物搭配 | 生姜+牛肉

营养功效：牛肉补阳暖胃，生姜驱寒保暖，相互搭配，可治腹痛。

12 | 食物搭配 | 菠菜+猪肝

营养功效：猪肝富含叶酸、铁等造血原料，菠菜也富含叶酸和铁，两种食物同食，防治贫血的作用加倍。

13 | 食物搭配 | 土豆+牛肉

营养功效：牛肉营养价值高，有健脾胃的作用。但牛肉纤维粗，有时会影响胃粘膜，土豆和牛肉同煮味道好，且土豆含有叶酸保护胃黏膜。

14 | 食物搭配 | 鸡肉+栗子

营养功效：鸡肉补脾造血，栗子健脾，健脾更有利于吸收鸡肉的营养成分，造血机能也会随之增强，用老母鸡汤煨栗子效果更佳。

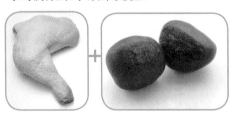

15 | 食物搭配 | 山药+鸭肉

营养功效：老鸭既可补充人体水分又可补阴，并可消热止咳，山药的补阴功能更好，与鸭肉伴食可消除油菜腻，还可起到滋阴补肾的效果。

16 | 食物搭配 | 大蒜+肉

营养功效：瘦肉中含有维生素B_1，如果吃肉时伴有大蒜，可延长维生素B_1在人体内的停留时间，这对增强体质，有着重要的营养价值。

17 | 食物搭配 | 豆苗+虾仁

营养功效：对体质阴寒怕冷，低血压食欲不振，精力衰退等症状有食疗效果。

18 | 食物搭配 | 胡萝卜+菠菜

营养功效：可以明显降低中风的风险，因为胡萝卜素转化为维生素A后可防止胆固醇在血管上沉积，从而防止中风。

19 | 食物搭配 | 芝麻+海带

营养功效：具有美容、抗衰老的功劳，芝麻能改善血液循环、促进新陈代谢，降低胆固醇海带中含有丰富的碘和钙对血液起到净化作用，能促进甲状腺素的合成。

20 | 食物搭配 | 豆腐+鱼

营养功效：豆腐中蛋氯酸较少，而鱼体内氯基酸较多，豆腐含钙较多而鱼中含维生素D，两者合吃，提高钙的吸收率，还可预防儿童的佝偻病、老年人骨质疏松等多种骨病。

21 食物搭配 萝卜+豆腐

营养功效：豆腐属于植物蛋白，多吃会引起消化不良；萝卜，特别是白萝卜的消化功成能很强，若与豆腐伴食，有助于人体吸收豆腐的营养。

22 食物搭配 葱+蒜+内脏+肉类

营养功效：肉类、内脏等维生素B_1的含量极为丰富，蒜与维生素B_1合在一起既可产生一种叫"蒜胺"的物质，能发挥比维生素B_1更强的作用，在体内的停留时间延长，从而更好地被人体吸收。

23 食物搭配 鸡蛋+百合

营养功效：百合有滋阴润燥、清心安神的功效，又可消火、祛痰、补虚，而蛋黄则能消除烦热、补阴血，加糖调理，效果更佳。

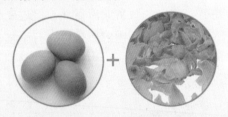

24 食物搭配 花生+啤酒+毛豆

营养功效：此吃法卵磷脂的含量极高，而卵磷脂进入肠胃道后被分解成胆碱并迅速入脑，发挥健脾益智的作用，补充卵磷脂后记忆力与智力明显提高。

25 食物搭配 黄瓜+西红柿

营养功效：黄瓜中含有丙醇二酸可抑制碳水化合物转为脂肪，西红柿含有丰富的维生素C，有润肤，延缓衰老的作用。

26 食物搭配 鲫鱼+黑木耳

营养功效：此菜配合含有温中补虚利尿作用，且脂肪含量低，蛋白质含量高，适合减肥和老年人食用，常吃有润肤养颜和抗衰老的作用。

27 食物搭配 木耳+豆腐

营养功效：木耳有益气养胃润肺、凉血止血、降脂减肥等作用，对高血压，高血脂、糖尿病、心血管病有防止作用；豆腐有益气、生津、润燥等作用。

28 食物搭配 黄芪+猪肚+山药

营养功效：黄芪有补脾益气的作用，配山药、猪肚、胡萝卜等可增加营养，补虚弱，有丰满肌肉的作用，特别适合脾胃虚弱、消化不良、肌肉消瘦的女人。

29 食物搭配 鸡蛋+韭菜

营养功效：两菜同炒有起到补肾行气、止痛的作用，对于阳痿、尿频、肾虚、痔疮及胃痛有一定疗效。

30　食物搭配　猪肚+豆芽

营养功效：猪肚有补虚损健脾胃的功效，豆芽有清热明目、补气养血、防止牙龈出血、心血管硬化及降低胆骨醇等功效，还可洁白皮肤及增强免疫力功能，抗癌。

31　食物搭配　牛肉+鸡蛋

营养功效：不但营养滋补，还能够促进血液的新陈代谢，延缓衰老。

32　食物搭配　豆腐+海带

营养功效：皂角苷可降低胆固醇的吸收，增加碘元素的排泄，而海带含碘较多，可及时补充碘，海带中过多的碘可诱发甲状腺肿大，豆腐中的皂角苷可维持体内碘维持平衡。

33　食物搭配　咖啡+糙米+牛奶

营养功效：糙米蒸熟碾成粉末，加咖啡、牛奶砂糖食用。糙米营养丰富，对医治痔疮、便秘、高血压等有良好的作用，咖啡有营养，能提神，伴以糙米口味更佳。

34　食物搭配　南瓜花+鸡蛋

营养功效：南瓜花性凉，具有清温热、消肿毒的功效，与具有清热解毒、润肺润燥功效的鸡蛋配合，清肺、和胃、去热的功效更明显。

35　食物搭配　菠菜+鸡血

营养功效：菠菜营养齐全，加上鸡血也含有多种养分成分，并可净化血液，清除污染物而保护肝脏，两者同食，既养肝又护肝，患有慢性肝病都尤为适应。

36　食物搭配　豆类+油脂类+蔬菜

营养功效：油脂类、蔬菜和豆类同吃不仅不会形成新的脂肪，反而会消耗体内原有的脂肪，是肥胖者的减肥餐。

37　食物搭配　青蒜苗+豆腐干

营养功效：豆腐干具有益气，利脾胃的作用，青蒜苗含有蛋白质、氨基酸、辣蒜素，有杀菌、消炎、生发和抑制癌细胞的特效功能。

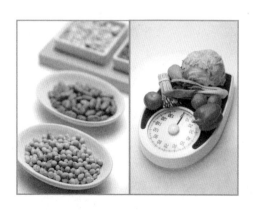

38 食物搭配 太子参+黄芪+青豆

营养功效：青豆健脾益气，补虚增肥，太子参补气养胃，黄芪能补肠胃，益气此菜有益气增肥的功效。

39 食物搭配 生姜+羊肉

营养功效：羊肉温阳取暖，生姜驱寒保暖同时还可以治疗腹痛胃寒。

40 食物搭配 章鱼+猪蹄

营养功效：猪蹄含大量胶原蛋白，有润泽肌肤，健美作用；章鱼与猪蹄同炖可加强益气养血的功能。

41 食物搭配 鸡肉+人参

营养功效：人参大补元气，止渴生津；鸡肉含蛋白质、脂肪、碳水化合物、钙、磷、铁、维生素，两者同食有填精补髓、活血调经的功效。

42 食物搭配 莲子+猪肚

营养功效：猪肚含有蛋白质、脂肪、碳水化合物、维生素及钙、磷、铁等，又具补虚损、健脾胃的功效；莲子补脾、止泻、益肾固精，适用于气血虚弱的身体瘦弱者。

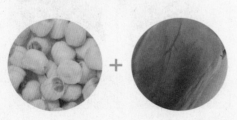

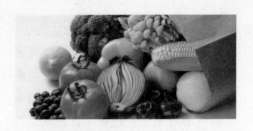

43 食物搭配 蘑菇+蒜+葱

营养功效：蘑菇有提高人体免疫力的功效；葱蒜有杀菌、消炎作用，还能降血脂，降血压，降血糖。同食会起到舒张小血管，促进血液循环的作用。

44 食物搭配 菊花+丝瓜

营养功效：有祛风、化痰、清热解毒、凉血止血的功效。能抗病毒和预防病毒感染，常食可清热养颜，洁肤除雀斑。

45 食物搭配 竹笋+鸡肉

营养功效：竹笋味甘，有清热消痰、健脾胃的功效。竹笋配鸡肉有利于暖胃、益气、补精、填髓，还具有低脂肪、低糖、多纤维的特点，适合体态较胖的人。

46 食物搭配 莴笋+蒜苗

营养功效：莴笋有利五脏、开胸膈、顺气通经脉、洁齿明目、清热解毒等功效；大蒜苗有解毒杀菌的作用，两菜配炒，可预防高血压。